JN124383

「ポストコロナ」の新たなスタンダード

メール
カウンセリング
エッセンス

監修・執筆　　編集・執筆　　執筆
山本 晴義 ／ 杉山 匡 ／ 李 健實

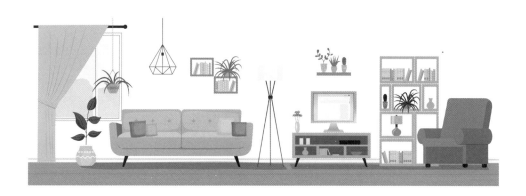

労働調査会

は じ め に

　横浜労災病院では、「勤労者医療」（働く人の健康と職業生活を守る目的の医療及びそれに関連する行為）を念頭においた政策病院として、1998年に「勤労者メンタルヘルスセンター」が設置され、セーフティネットとしての電話とメールによる相談業務が2000年に始まりました。

　この公的な相談事業は、厚生労働省のポータルサイト「こころの耳」に2015年から移行されていますが、横浜労災病院におけるメール相談は、現在まで継続しており、2018年5月に、相談件数は10万件を超えるまでになりました。

　この間、これまでの「メール相談」事例を整理し、コメントを加えることで、労働者及び産業現場に役立つ書籍の出版が企画され、「ドクター山本のメール相談事例集」が2011年に刊行されました。この書の評価は予想以上に高く、出版後には一般社団法人日本産業カウンセラー協会や公益財団法人パブリックヘルスリサーチセンターから「メール相談メンタルサポーター養成講座」の開講要請があり、受講生は延べ500人を超えるまでになりました。

　近年、電子メール利用者の増加に伴って、電子メールやその他のオンラインでの相談の需要や供給も飛躍的に増えており、またメール相談のAI化に関する問い合わせもくるようになり、メール相談の回復機序に関する研究の必要性を考えるようになりました。そして、この研究の第一歩として、先般、日本職業災害医学会誌に「メール相談によるメンタルヘルス不調の回復機序モデルの立案」という論文を横内、李、杉山との共著で発表することができました。

　メール相談メンタルサポーター養成講座の多くの受講者や読者から事例集続編の出版の強い要望があり、また将来のAIによる相談事業に寄与できるのではないかというお話や、私が現役を離れた後にも参考になるメール相談のエッセンスを世に残す必要があるのではないかという思いから、前述の論文の共著者である3人の協力のもと「メール相談事例集Part 2」を発刊することができました。

　令和の時代、メール相談はますます発展し、社会的な貢献が期待されます。本書がその一役になることを願っています。

2020年11月　　監修・執筆　山本晴義

この本の使い方

　いつでも、どこでも、顔を見られることも、声を聞かれることもなく利用できるサポート。「メール相談」には、心理的サポートの利用に対する抵抗感が強い多くの日本人にとって、その抵抗感を和らげる要素が数多く存在します。しかし、相談を受ける側にとっては、適切なアドバイスを行うための手掛かりとなる情報が十分に得られず、サポート手段としての利用に戸惑いや不安を感じる方もいらっしゃるかもしれません。この本は、電子メールをはじめとする"文字を媒体とする相談"に取り組む方や、これから導入したいとお考えの方が、自信を持って相談を受けられるようになっていただくことを目指して執筆されました。カウンセラーとして心理援助を専門とされている方のみならず、産業保健、学校保健、地域保健など、あらゆる分野で悩みを抱えた方の支援をされている、様々なお立場の方にお読みいただきたい一冊です。

　この本では、心療内科医、健康心理学者、臨床心理士という立場の異なる3名の著者が手を組み、メール相談・メールカウンセリングのエッセンスを探究しました。単にメール相談の事例を知るだけではなく、異なる視点からのメール相談の解説によって、メール相談に取り組む際に持つべき姿勢や心構えがお分かりいただければ、執筆者一同嬉しく思います。

　1章では、インターネット上での心理援助の歴史を紹介し、強みや注意点を臨床家の目線で解説します。また、ドクター山本が担当する横浜労災病院におけるメール相談をデータでとらえ、メール相談を利用する相談者や相談内容の特徴を紹介します。

　2章では、20年間に及ぶメール相談の経歴の中で、ドクター山本が何にこだわり、どのような姿勢で相談に取り組んできたのかを、第三者の視点で解説します。相談者から届くメールのどこに注意を向け、何をどのような言葉で返信するのかという、ドクター山本流メール相談のテクニックも、この章を読むことでご理解いただけるのではないでしょうか。

　3章では、ドクター山本が受け付けた様々なタイプのメール相談の事例を、数多く紹介します。2章で解説されているドクター山本の相談テクニックが、実際のメール相談ではどのような文章として表現されるのかを、余すことなく紹介しています。また、ドクター山本自身によるポイント解説も、メール相談を受ける立場となる読者の皆様のお役に立つことでしょう。

4章では、研究者の視点でメール相談の回答メール（返信）を構成する要素を紐解きます。"テキストマイニング"という分析手法の導入によって、相談者と援助者のやり取りを読むだけでは見つけることが難しい回答メールの構成要素を、客観的な分析結果として示します。1件の相談に対する複数のカウンセラーの返信を比較するという珍しい試みにご注目ください。

　新型コロナウイルス感染症の拡大を受け、インターネット上での心理援助に対する需要が高まりました。相談手法の体系化が不十分なメール相談を、いかに援助者の皆様に不安なくお使いいただける相談ツールとするか、執筆者のねらいはここにあります。この本をお読みくださる皆様が、メール相談の特徴を十分に理解し、効果的に心理援助に活用されることを願っています。

編集・執筆　杉山　匡

Contents

1章 インターネット普及に伴う心理援助の変遷
―メールカウンセリングの機能と役割―
李　健實／山本晴義

2章　メールカウンセリングによる心理援助の実践
—"ドクター山本流メール相談"のエッセンス—

李　健實

3章 相談事例
―ドクター山本による対応ポイント解説―
山本晴義

1章

インターネット普及に伴う心理援助の変遷

―メールカウンセリングの機能と役割―

李　健實　　山本晴義

　今日の日常生活はインターネットなしでは成り立たないほど、インターネットが我々の生活の中に浸透しています。加えて、2020年に新型コロナウイルス感染症（COVID-19）が世界中に拡大し、それ以降、人との接触を避けることを目指した今までとは異なる生活様式・習慣が、社会全般において求められています。カウンセリング等の心理援助においても、オンラインで行われる援助への関心は高まり、今後もこの傾向が継続すると考えられます。

　この章では、李がオンラインカウンセリングが登場した社会的背景を紹介し、心理援助としての特徴と課題について解説します（李健實）。また、「勤労者心のメール相談」の近年（2017年）の年間利用状況をドクター山本が解説し、今後の電子メールを用いた心理援助に対する期待やメール相談の役割について論じます。

1. IT環境の発展に伴うコミュニケーション手段の変化

　1990年代半ばより、個人の生活にもインターネットが普及し、その後、スマートフォンの登場に伴い、インターネットは、我々の日常生活の一部となりました。日本でのインターネット利用者の割合は、インターネット利用状況の調査が開始された2001年から増加し続け（図1－1）、2019年の統計では人口普及率が89.8％となり、1億人を超える人が利用しています（総務省，2020）。令和元年通信利用動向調査の結果（総務省，2020）によると、スマートフォンを保有している世帯の割合が8割を超えており、インターネットを利用する際にもパソコン（69.1％）よりスマートフォン（83.4％）を利用する人の割合が高くなったことから、以前よりインターネットが日常生活の中により深く入り込み、気軽に使われていることが分かります（図1－2）。

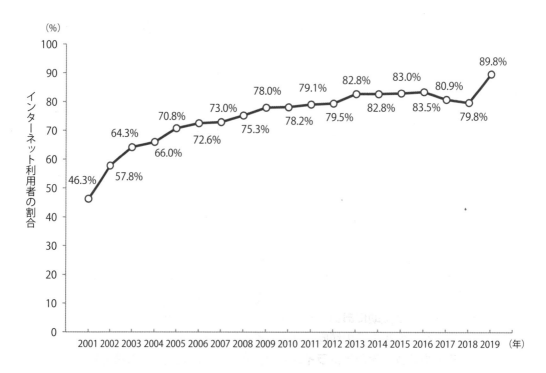

図1－1　インターネット利用状況の推移（総務省，2019）

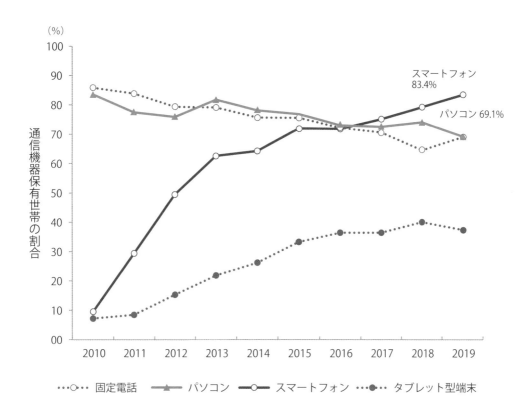

図1－2　主な情報通信機器の保有状況（総務省，2020）

　近年は、インターネットが重要なコミュニケーション手段の１つとして用いられています。インターネットの利用目的は、「電子メールの送受信」のための利用が「情報検索」と並んで最も多く（総務省，2020）、また、SNS（Social Networking Service）を利用する人の割合も増加しています（図1－3）。コミュニケーション手段としてのインターネットの利用時間の内訳（総務省，2019）をみてみると、10代と20代ではSNSの利用時間の割合が大きいものの、全世代において一定以上の割合で使用されているのが電子メールです（図1－4，図1－5）。

　既に我々の生活は、オンラインで多くのことを済ませることができ、周囲とのコミュニケーションをとる際にも、メールやSNSなどの非対面でのコミュニケーションが行われています。このような社会の変化から、心理援助にも非対面のコミュニケーション手段を取り入れることが、社会のニーズであると言えます。

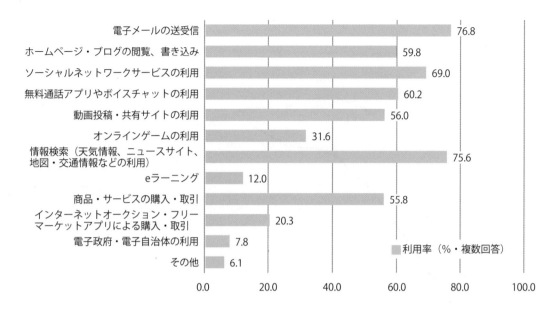

図1−3　インターネットの利用目的・用途（複数回答）（総務省，2020）

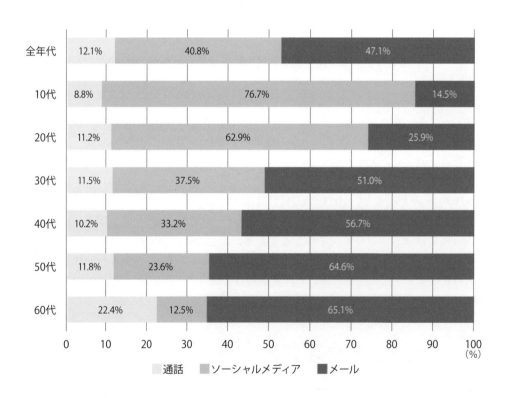

図1−4　コミュニケーション手段としてのインターネット利用時間（平日）
「令和元年版情報通信白書」（総務省，2019）のデータより、執筆者が作成

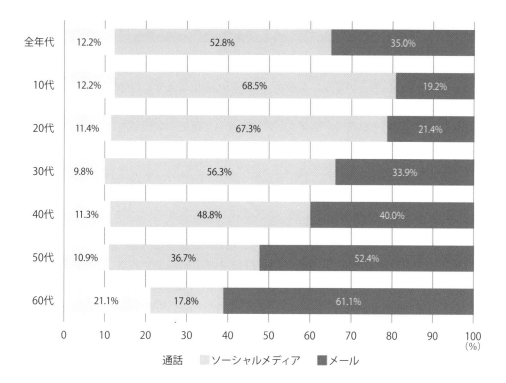

図1-5　コミュニケーション手段としてのインターネット利用時間（休日）
「令和元年版情報通信白書」（総務省，2019）のデータより、執筆者が作成

2. オンラインで行われる心理援助

インターネット普及に伴うコミュニケーション手段の変化により、心理援助においても非対面で行われるサービスへの関心やニーズが高まりつつありますが、オンラインでの心理援助に対する懸念の声も多く、国内では普及が進まず、欧米に比べて研究や実践が遅れていたのが現状でした。しかし、新型コロナウイルス感染症が拡大したことにより、オンラインでの心理援助に対する認識の変化が、急速に進んでいます。

オンラインカウンセリングとは？

オンラインで行われる心理援助は、歴史が浅く、世界中で多様な用語が混在しているのが現状です。欧米では、インターネット上の仮想空間で行われる心理援助であることから、オンラインカウンセリング（Online Counseling）という用語が最も一般的に使用され、インターネットカウンセリング（Internet Counseling）、ウェブカウンセリング（Web Counseling）、サイバーカウンセリング（Cyber Counseling）、テレカウンセリング（Telecounseling）、イー・カウンセリング（E-Counseling）などの用語も使われています。国内でもオンラインカウンセリング、ウェブカウンセリングなどの用語が混在した状態で使われています。これらはほとんど同じ相談手法を指し、インターネットを利用した心理カウンセリングを示す用語として用いられていますが、本書では、国内外で多く用いられている "オンラインカウンセリング" という用語を用います。

オンラインで行われるメンタルヘルスに対する介入を、Barak & Grohol（2011）は、5つのカテゴリー（①オンラインカウンセリングおよび心理療法、②心理教育を目的としたウェブサイト、③双方向の介入、④オンラインサポートグループとそのブログ、⑤その他）に分類しています。その1つであるオンラインカウンセリングの定義や位置づけは、研究者によって異なり、インターネットの普及や発展とともに変化していると考えられます。Grohol（1999）は、オンラインカウンセリングは心理療法というよりコーチングかガイダンスに近いと指摘しています。一方、Baker & Ray（2011）は、オンラインカウンセリングを、クライエントの問題の解決を目的としたクライエントとカウンセラーの情報交換と定義し、Grohol（1999）がカウンセリングの主体をカウンセラーと位置づけているのに対し、Baker & Ray（2011）ではクライエントとカウンセラーの双方が主体と位置づけられています。

また、Richard & Viganó（2012）は、オンラインカウンセリングについて専門的なトレーニングを受けた心理カウンセラーがクライエントに、コンピューターを媒介としたコミュニケーションを通じてインターネット上で行う、治療的な介入を提供するものと定義しています。今日はコンピューターだけでなく、スマートフォンやタブレット端末も使用されているため、これらの定義も更新される必要がありますが、既存の心理カウンセリングに最も近い定義がこれではないかと考えられます。

しかし、既存のカウンセリングでみられる心理援助の機能と役割は、オンラインカウンセリングでも不変です。オンラインカウンセリングは、ビデオ通話、電子メール、チャットなどのオンラインで利用可能なコミュニケーション手段の違いによって、細分化されます。その中で、メールを媒体とするメールカウンセリングについて、特定非営利法人日本オンラインカウンセリング

協会（Japan Online Counseling Association: JOCA）が、「援助を必要とするクライエントに対して、専門的訓練を受けたカウンセラーが、電子メールを媒体とした非対面の相談活動により、理解や問題解決を行うために、心理的支援及び情報的支援を行うプロセスである」と定義しています（高石他，2002）。

電子メール以外に、携帯電話やスマートフォンで使用することができるメッセージ送受信ツールやコミュニケーションのためのアプリケーションを用いて行われる"チャットカウンセリング"も存在しますが、国内ではSNSアプリケーションの一種であるLINEを使用して心理援助が行われることから、SNSカウンセリング、LINEカウンセリングと言われています。国内の心理援助では、メールカウンセリングは産業領域、チャットカウンセリングは教育領域を中心に活用されていましたが、近年は領域にとらわれることなく、各手段が様々な分野に用いられつつあります。さらに、一般的な対面カウンセリングに近い相談手段として、ビデオ通話によるオンラインカウンセリングが急増しています。

本書では、オンラインで行われるカウンセリングを"オンラインカウンセリング"とし、電子メールを用いた心理援助について"メール相談"、"メールカウンセリング"といった用語を用います。

オンラインで行われる心理援助の歴史

オンラインカウンセリングは、IT技術の発展とともに、1990年半ばごろから徐々に普及しました。その頃より、欧米では、医学、心理学のみならず、工学などの学問分野の垣根を超え、オンラインカウンセリングの研究が行われています。これらの研究から得られた知見を基に、一対一で行われる個人面接の形のカウンセリングや、うつ病、摂食障害等の特定の疾患や症状に特化した介入プログラムの実施にも、オンラインカウンセリングが用いられています。

オンラインカウンセリングは、認知行動療法のように構造化されたプログラムでの使用が開始され、実践と効果検証のための研究が積み重ねられました。その結果、現在では構造化されていないカウンセリングにおいても、うつ病、不安障害、パニック障害、摂食障害、不眠などの疾患やそれに関連する悩みを含む幅広い相談内容に対して、対面でのカウンセリングと変わらない改善効果があることが示されています（例えば、Carlbring et al. 2006; Barak et al., 2008; Richards & Richardson, 2012）。このように、欧米では、オンラインカウンセリングの効果を検証した多数の研究から得られた知見に基づき、単一または複数の相談手段を組み合わせてオンラインカウンセリングを心理臨床実践に活用しています。

一方、国内のオンラインでの相談やカウンセリングも、インターネットが一般に普及し始めた1990年代半ば頃から、公的機関や一部の病院で相談サイトが立ち上げられ、相談活動に用いられるようになりました。しかし、治療や心理カウンセリングとして用いることには慎重な姿勢がとられ、あくまで対面カウンセリングや心理療法の補助手段であると認識されてきました。このような状況下で、不登校児や関係者を支援するための電子メール相談専用のホームページが期間限定で開設され（小林他，2001）、また、NHKがひきこもりへの支援としてネット相談（倉本他，2006）を実施しました。これらの実践例から、ひきこもりや不登校児のような社会との交流が少なく断絶されそうな状態に置かれた人々への支援手段として、オンラインカウンセリングの活用可能性についての知見が得られました。

2000年代半ばを過ぎてから、国内でも電子メールなどを心理カウンセリングに用いた実践例

に対する研究も増えてきましたが、研究を目的として実施されたオンラインカウンセリングから収集されたデータに基づく知見が中心でした。また、コミュニケーション手段間での比較やオンラインカウンセリングそのものの効果検証に関する研究はまだ少なく、今後、実際のオンラインカウンセリングサービスの状況が反映された研究を通じて、多様な知見を蓄積する必要があります。実践においては、2000年以降、電子メールによる受診相談や精神科医による"インターネット・セラピー"が、一部の精神科クリニックで行われ始めました（山藤，2002；田村，2003）。また、2000年には、全国の労災病院が電話相談サービスを始めました。この際に、横浜労災病院では「勤労者心のメール相談」サービスも同時に開始され、ドクター山本が回答者として対応してきました。ドクター山本の経験や実績をもとに、勤労者の精神障害や自殺予防への対応として、厚生労働省が提供している働く人のメンタルヘルスポータルサイト「こころの耳（https://kokoro.mhlw.go.jp）」に電子メールを介した相談窓口が2011年に開設され、勤労者を対象に支援し続けています。2017年には、長野県教育委員会と長野県が中高生向けにLINEを使った相談窓口を試験的に開設し、同時に開設した電話相談窓口の利用件数の10倍に上るほど高い利用率が見られる大反響となりました。その後、SNSが心理援助のツールとして活用されています。近年は、ビデオ通話によるオンラインカウンセリングサービスが増えつつありますが、新型コロナウイルス感染症の拡大を防ぐため時限的にオンライン診療が行えるようになったことをきっかけとして、心理援助サービスにおいても、オンラインカウンセリングがこれまで以上に一般的に用いられていくことが期待されます。

オンラインカウンセリングの特徴

　オンラインカウンセリングでは、技術の発展に伴って様々なツールが用いられるようになりましたが、それぞれのコミュニケーション手段が異なる機能を持ち、活用方法も異なります。オンラインカウンセリングに主に使われているツールには、ビデオ通話、音声通話、電子メールの他、SNSのようなチャットなどが存在します。近年は、ビデオ通話を媒体としたオンラインカウンセリングが、対面カウンセリングと最も近い形態で行われることから心理臨床の実践においても広く用いられています。

　オンラインカウンセリングと既存のカウンセリングの最大の違いは、情報量が制限される点です。一般的な個人カウンセリングは、カウンセリングルームという空間において一対一で行われるのに対し、オンラインカウンセリングでは、相談者とカウンセラーが異なる空間に分かれています。このため、両者が同じ空間で作り上げる雰囲気や微妙なニュアンスなどから相談者についてカウンセラーが読み取ることができる情報には、限りがあります。

　例えば、メールやチャットの場合は、相談者によって文字として記された内容以外の情報が得られません。電話・音声によるカウンセリングでは、これに声のトーンや話しぶりなどの非言語的な情報が加わるものの、視覚的な情報を得ることができません。それに比べると、近年よく用いられるビデオ通話を使ったオンラインカウンセリングでは、視覚的な情報も得ることができ、オンラインカウンセリングの中では既存のカウンセリングに最も近い情報が得られます。

　しかし、相談者とカウンセラーが異なる空間にいるため、音声や視覚的な情報以外の非言語的な情報の収集が制限されます。相談者の状態について明確なアセスメントを行うためには、多くの情報を得ることが必要であるため、情報が制限されることは弱点でもあります。とは言え、たくさんの情報が得られたからといって、それが適切なアセスメントを実現させるとは限らず、真

に必要な情報を得ることこそが重要です。オンラインカウンセリングでは、従来の対面カウンセリングであれば得られていた相談者に関する情報が、部分的に得られなくなる可能性があります。

　一方で、これまで多くのカウンセラーが心理援助を行うための相談者情報として認識していなかった情報が新たに得られる可能性もあります。例えば、文字による情報しか得られないメールカウンセリングでは、相談者が話したいストーリーが書き言葉で語られる場合があり、その記述の仕方や表現から得られる情報が存在します。また、対面では言葉にしづらいことが、メールやSNSによるカウンセリングでは相談者特有の表現で記述される場合もあります。

　つまり、オンラインカウンセリングを既存の対面カウンセリングと比較すると、単に相談者から得られる情報量が少なくなるわけではなく、今までは得られなかった情報が得られると解釈することが可能です。オンラインカウンセリングで相談者から得られる情報の種類や、それをどのように読み取るかについては、今後も検証を継続する必要があります。

　オンラインカウンセリングでは、上述のとおり、相談者がカウンセラーと異なる空間にいながらオンラインでやり取りすることになります。このため、両者の間には物理的な距離が存在し、相談者は自分が安心していられる空間でカウンセリングを受けることができます。守られた環境でカウンセリングを受けることで、相談者の緊張は和らぎ、話しやすくなるでしょう。そのため、本来であれば話しづらいと感じる相談内容についても、対面カウンセリングと比べ安心して話すことができます（Suler, 2004; Leibert et al., 2006）。例えば、配偶者や交際相手からの暴力（ドメスティックバイオレンス、DV）、虐待、性的な被害等のように、相談者側の精神的な負担が大きい相談内容についても、心理的な警戒心や不安などが低減された状態で話すことができると考えられます。

　オンラインカウンセリングのもう1つの特徴として、心理援助へのアクセスの容易性が挙げられます。カウンセリングを受ける場所や時間の制約が小さくなり、用いるツールによっては、相談者が必要と感じた時にいつでも心理援助にアクセスすることができます。特に、心身の障害などにより外出が難しい方、海外在住者や過疎地在住者など、心理援助機関へのアクセスが難しい方のように、今までは心理援助の利用に結びつかなかった人々が、相談したい時にどこからでもカウンセリングを受けることが可能です。さらに、精神疾患に対する社会的な偏見や周囲の視線などが気になって心理援助サービスを利用しにくいと感じている方にとっても、心理的な制約が軽減され、適時に心理援助にアクセスでき、メンタルヘルス不調が悪化する前に適切な援助を利用することもできます。

　IT技術の発展に伴ってオンライン上のコミュニケーション手段が多様化し、オンラインカウンセリングの特徴を一言でまとめることは難しく、既存の対面カウンセリングとの境界も明確に分けられなくなっています。そのため、それぞれの手段を用いたカウンセリングの利点と限界を理解しておくことが、相談者の問題解決のために求められる支援を行ううえで必要であり、最適な支援にリファーや連携する際の重要な判断材料となります。島・佐藤（2002）が示した相談活動におけるツールの比較（表1−1）は、電子メールを使ったカウンセリングの創成期に作成されたもので、再検証の必要はありますが、異なるツールの特徴を把握するための参考となります。

表1－1　相談活動におけるツールの比較

（島・佐藤（2002）を一部改変）

	対面	電話	電子メール	SNS
特徴				
情報量	最多	中程度	最少	最少
相談への抵抗感	最大	中程度	最少	最少
アクセスの容易さ	最も困難	中程度	最も容易	最も容易
同期性	高い	高い	低い	中程度
言語	話し言葉	話し言葉	書き言葉	書き言葉・話し言葉
利点と制約				
空間的制約	あり	なし	なし	なし
時間的制約	あり	あり	なし	なし
費用対効果	低い	中程度	高い	高い
セキュリティ	高い	中程度	低い	低い
情報蓄積	低い	低い	高い	高い
面接者にとっての利便性	低い	中程度	高い	中程度

オンラインカウンセリングの注意点と課題

　オンラインカウンセリングを行ううえで最も懸念される点として、セキュリティの問題が挙げられます。対面カウンセリングの場合でも、事例記録が漏洩する恐れはありますが、オンラインカウンセリングでは、使用する機材（PC、スマートフォンなど）やインターネットの環境などにより、カウンセラーが意図しないうちに、相談内容が流出してしまう恐れもあります。そのため、オンラインカウンセリングに使用する機材やインターネットのセキュリティ面には、常に十分な注意を払う必要があります。オンラインカウンセリングにおけるセキュリティ構築は、相談者を守るためだけではなく、カウンセラーが安全な環境で安心して心理援助サービスを行い、カウンセリングの治療的な効果を向上させるためにも不可欠です。オンラインカウンセリングならではの利点を生かしつつ、脆弱性を正しく認識する必要があります。

　また、機材やインターネットの不具合により、カウンセリング中のメールやチャットのメッセージの送受信ができなかった場合には、相談者の心理面にも影響を与える可能性もあります。相談者側の不具合によるトラブルにカウンセラーが対処することはできませんが、少なくとも支援者側の環境については、万全の体制を整える必要があります。

　さらに、オンラインカウンセリング実践に伴う課題として、特に国内では倫理的な側面に対する詳細な基準が定まっていないことが挙げられます。アメリカ心理学会（American Psychology Association; APA）では、2013年に遠隔心理学実践のためのガイドラインを公表し、守秘義務と報告義務、専門職としての責務、情報管理、教育などに関する基準が設けられました（表1－2）。その後、米国の専門カウンセラーのための国際的な認定組織（National Board for Certified Counselors; NBCC）、オンラインメンタルヘルスサービスのための国際コミュニティ（International Society for Mental Health Online; ISHMO）などの国際的な組織からも、オンラインカウンセリング実践のための基準やガイドラインが示されました。国内では、公認心理師協

表1－2 「遠隔心理学実践のためのガイドライン（Guidelines for the Practice of Telepsychology）」
の見出し

(Joint Task Force for the Development of Telepsychology Guidelines for Psychologists, 2013；日本心理学会，2020)

遠隔心理学の定義

ガイドラインについて

ガイドライン1．心理士の能力

ガイドライン2．遠隔心理支援サービスの提供における標準的なケア

ガイドライン3．インフォームド・コンセント

ガイドライン4．情報の守秘義務

ガイドライン5．データ・情報のセキュリティと送信

ガイドライン6．データおよび情報技術の破棄

ガイドライン7．テストと評価

ガイドライン8．法制度の異なる地域間での実践

表1－3 一般社団法人東京公認心理師協会倫理ガイドライン（一部抜粋）

(一般社団法人東京公認心理師協会，2018)

第6条 電子媒体による記録の取り扱い

3 メールカウンセリングやオンラインカウンセリング（ウェブカメラ併用の電話カウン
セリングを含む）を行う場合は、積極的に個人情報を保護する手段を講じるとともに、
様々なリスクに対する対処を視野に入れて以下のような手段を講じる。

⑴ 対象者に対して、メールやオンライン通信を用いることによる個人情報保護の特殊
性を含めて、起こりうるリスクについて説明し、理解した上での了解を得てから行う。

⑵ 会員は、適切に対象者のメールアドレスの管理をする。

⑶ メールカウンセリングやオンラインカウンセリングが、対面によるカウンセリング
とは異なる特徴を持つことをよく踏まえて行う（文字情報のみ、または、映像を伴う
やりとり上の留意点、メールでの即時的反応を期待されることへの事前の対応などを
含む）。

4 会員の個人的なホームページやブログでは、ホームページの信頼性と妥当性を保ち、
その内容については、対象者が閲覧することを想定して適切な配慮を行う。

会や臨床心理士会が倫理ガイドラインの中でメールカウンセリングやオンラインカウンセリング
の実施ガイドラインを示していますが（表1－3）、既存の心理援助を行ううえでの倫理ガイド
ラインの中でオンラインカウンセリングについても言及することにとどまっています。今後、オ
ンラインカウンセリングの特徴をふまえた詳細な基準が示されることによって、オンラインカウ
ンセリングが心理援助の手段として適切に用いられることが期待されます。

　最後の課題として挙げられるのは、カウンセラーに対する教育です。上述の国際機関のガイド
ラインやオンラインカウンセリングに関する多数の論文では、オンラインカウンセラーとして実
践を行うための教育の必要性が取り上げられています。国外の状況ではありますが、Finn &

Barak（2010）の調査結果によると、オンラインカウンセリングを行うほとんどのカウンセラー（94%）は、カウンセリング教育の中でオンラインカウンセリングに関する専門トレーニングを受けていないことが示されています。代わりに、個人的にオンラインカウンセリングに関する教材を読んだり（92%）、同僚からの指導を受ける（80%）ことがほとんどで、他に、ワークショップや研修プログラムに参加してスキルを習得していることが報告されています。

　国外で行われた10年前の調査ではありますが、日本の現状もそれほど変わらないと考えられます。専門的なトレーニングがないことは、オンラインカウンセリングに関する義務や実践に対する理解不足を助長し、オンラインカウンセリングに対する誤解を招く悪循環にもなります。今後は、心理援助の実践に関する専門教育の一部として、オンラインカウンセリングを学ぶことができる環境も求められるようになっていくかもしれません。

　オンラインカウンセリングが行われるようになってから約25年が経過しましたが、様々な批判や懸念の声が存在する中で、オンラインカウンセリングは心理援助を行う形態の1つとして用いられています。本邦では、オンラインカウンセリングの奏功機序や効果検証に関する研究が現時点では少なく、活用方法についても十分な検討がなされていない状況でもあります。そのため、欧米の研究から得られた知見を取り入れつつ、国内での実践をふまえた研究からエビデンスを得て、その知見を心理援助実践の場に活用することが課題と言えるでしょう。

3. メールカウンセリングの特徴

　相談者とカウンセラーの関係性は、カウンセリングにおいて重要であり、治療的な効果をもたらすうえでも重視される点です。オンラインで行われる心理カウンセリングでも、対面で行う場合と同様の相談者の内的変化がみられるかどうかについては、カウンセラーや心理学者の間で議論されてきたテーマです。このような根本的な課題に関する議論の途上ではありますが、オンラインカウンセリングは既に相談手段として利用されています。また、ビデオ通話やSNSなど、新たなオンラインカウンセリングに使用可能なツールが登場していますが、メールカウンセリングは、書き言葉を使って行うカウンセリングとして、オンラインカウンセリング創成期から今に至るまで多様な分野で使われています。その背景には、相談者にとって利用しやすく感じられる重要な要素があると考えられます。

非対面性と匿名性

　メールカウンセリングは、相談者とカウンセラーが対面せず、物理的な距離がとられた状態で行われます。カウンセラーにとっては、表情や視線、服装などから読み取ることができる非言語的な情報が全く得られない相談となります。そのため、相談者の状態についての判断が難しく、見立ての際にミスや誤解が生じたり、緊急時に求められる対応ができない場合もあります。

　一方、自分を明かしたくない相談者にとっては、心理援助を利用しやすくなる肯定的な効果もあります。特に、人前で話すことが苦手な方、話すことより文章で表現するほうが自分の考えや感情を相手に伝えやすいと感じる方、自分の状況を客観視して内省しながら自己理解を高めたい方などには、効果的であると考えられます。相談者の匿名性の高さには、心理援助が必要な状態にもかかわらずサポートを利用しようと考えなかった相談者を、適時にサポートにつなげ、状態悪化を防ぐ効果も期待されます。匿名性の担保によって相談者が得る安心感は、メールカウンセリングの最大の利点です。

文字によるコミュニケーション

　メールカウンセリングの大きな特徴は、書き言葉でコミュニケーションをとり、カウンセラーがメールに書かれている文字情報から相談者の状況を理解することです。上述のとおり、非言語的な情報が得られない心理援助手段でもあるため、臨床実践においては慎重に取り入れる必要があります。ただ、書くことが心身の健康に対するポジティブな効果をもたらす（Pennebaker et al., 1988）ことがすでに明らかにされており、相談者がメールを書くこと自体が心理援助としての効果を促進すると考えられます。

　相談者は自分の考えや感情を文字で表現するプロセスを通じて、感情的な面のカタルシス効果を経験し、文字化した自分の状況を俯瞰し、内省することもできます。また、カウンセラーから送信された回答メールも文字データとして相談者の端末に残るため、相談者はそれを何回も読み返すことができます。返信の読み直しから相談者が受けるインパクトは、一般的なカウンセリングセッションから受ける影響より大きい（Cook & Dolye, 2002）との報告もあります。このよ

うな特徴を考えると、内省する力がある相談者や、内省の時間を持つ目的でカウンセリングを利用したいと考えている相談者にとって、より効果的な相談手段となることが期待できます。

メールカウンセリングでは、文の内容だけでなく、文の長さ、段落分け、絵文字等の記号使用、文の流れや構成等からも、相談者を理解するためのヒントを読み取ることができます。これらの他の心理援助手段では得られない情報を相談内容以外の非言語的な情報として読み取ることで、情報量が少ないとされるメールカウンセリングの弱点を克服し、メールならではの特徴として活用することができます。

非同期的な対応

メールによるカウンセリングでは、相談者からの相談メールの送信とそれに対する返信対応にタイムラグが生じること（非同期性）も特徴の１つです。対面や電話で行われるカウンセリングでは、瞬時にカウンセラーが対応するため、緊急事態でもカウンセラーが相談者に直接働きかけることができます。ビデオ電話やSNSを用いたオンラインカウンセリングも、相談者への同期的対応が可能です。

しかし、メールカウンセリングでは、カウンセラーが相談者から送られてきたメールにすぐ気づいたとしても、相談者にメールを返すまでにタイムラグが生じてしまうため、リアルタイムで相談者に応答することは困難です。そのため、メンタルヘルス不調の深刻さが一定のレベル以上である相談者に対しては、すぐに対応することができる別の相談手段によるカウンセリングや医療機関につながるように働きかけることが、メール相談で可能な役割です。

非同期性は、メールカウンセリングの弱点として捉えられますが、やり取りの時間差によって、相談者は、自分のペースで相談内容を書くことができ、文章の推敲によって、相談者自身が置かれた問題状況に対する理解が深まります。また、相談メールの送信後、カウンセラーから回答をもらうまでの間に、自分の相談メールを読み直しながら状況を俯瞰することで、内的な変化がもたらされることもあります。

さらに、カウンセラーから受信した回答メールを、相談者は時間をおいて読み返すことも可能です。そういった特徴を考えると、メールカウンセリングは、カウンセリングに伴う相談者自身の内的な経験や、それによる影響が大きい相談手段です。加えて、カウンセラー側も相談メールを読み直すことができ、返信のために考えを整理する時間を持つことや、対応が難しい相談に対して、複数のカウンセラーが話し合って対応することも可能です。既存の対面カウンセリングとは異なる注意点が存在しますが、それを弱点としてとらえるのではなくメールカウンセリングの強みとして生かすことができます。

SNSを使ったチャットカウンセリングは、文字を使ったコミュニケーションを通じて非対面で行われる点から、メールカウンセリングとの共通点も多く、メールカウンセリングの特徴を理解するための参考になります（表１−４；杉原・宮田，2019）。2000年よりメール相談を行っているドクター山本は、最近の相談メールは初期と比べて短いものが多く、複数回のやり取りの後に本当に相談したい悩みを話し始めるケースが多いと言います。つまり、電子メールもチャットのように使われていることも多く、２つのオンラインカウンセリングの境界があいまいになったとも考えられます。

若年層の相談者の場合、自分より年齢が高く、大人であるカウンセラーとのやり取りになることから対面カウンセリングでは話しづらく感じることも想定されますが、相談者がカウンセラー

表1−4　SNSカウンセリングのメリットとデメリット
杉原・宮田（2019）を一部改変

メリット	デメリット
① 相談者にとってアクセスしやすい	① 動機づけの低い相談者が多くなりやすい
② 相談者が自己開示しやすい	② 作話や冷やかしがなされやすい
③ 文字で残るので読み返して考えられる	③ 得られる情報量が少ない
④ 写真のやりとりが簡単にできる	④ 非言語コミュニケーションができない
⑤ 相談者のこれまでの相談履歴が参照できる	⑤ メッセージの往復に時間がかかる
⑥ 対応に困ったとき、他の相談員と協力して対応できる	⑥ 相談員がどんな人なのかが、見えにくい
⑦ ウェブ上の資料を用いながら相談できる	⑦ 言語能力が低い人の場合、相談が深まりにくい
⑧ 支援する側から積極的に情報発信ができる	

と対面しないSNSカウンセリングでは、両者が平等な立場で、よりオープンに話すことができる（Callahan & Inckle, 2012）と指摘されています。メールカウンセリングと同様に、SNSカウンセリングでは、相談者自身が必要だと感じる時にいつでもサポートを求めてメッセージを送信できることから、自分のペースで悩みを話すことが可能です。また、相談者が主体的にコントロール感を持ってカウンセリングを受けることができるとの知見（Gibson & Cartwright, 2014）もあります。相談者がカウンセラーと同等な立場でコミュニケーションができることは、相談者のカウンセリングへの積極的参加を促し、それが治療的な効果を向上させる要素となります。

4. "ドクター山本流メール相談"の開始経緯と将来への期待

　メール相談が始まった2000年前後、自殺者数の増加が社会全体の問題として認識されるようになり、様々な対策が展開されるようになりました。特に中高年男性の自殺率が上昇したことから、「第10次労働災害防止計画」（厚生労働省，2003）においても深刻化する労働者の精神障害や自殺などへの対応として、事業場が労災病院や産業保健総合支援センターなどの外部施設と効果的な連携を図る必要性が指摘されました。

　このような社会的な変化に伴い、1991年に横浜労災病院が設立され、より多くの労働者の健康を守るために、通常の臨床医療に加えて健康教育等の予防医学活動が積極的に行われました。1998年には同病院に「勤労者メンタルヘルスセンター」が設置され、ドクター山本がセンター長に任命されました（山本，2011）。その後、労働福祉事業団（現労働者健康安全機構）の提案を受けたことがきっかけとなり、2000年5月に労働者向けメンタルヘルス相談窓口として、電話相談とともに「勤労者心のメール相談」が開設され、センター長であったドクター山本が後者に自ら対応し、今に至っています（山本，2011）。

　「勤労者心のメール相談」は、日本語であれば全世界から相談を受け付け、その全てのメールにドクター山本が対応しています。サービス開始当初、年間116件（本書では相談者からのメール受信通数の単位を「件」と表記しています。）に過ぎなかった「勤労者心のメール相談」の相談件数は、毎年増加し続け、2018年には累計10万件を超えました（図1－6）。このメール相

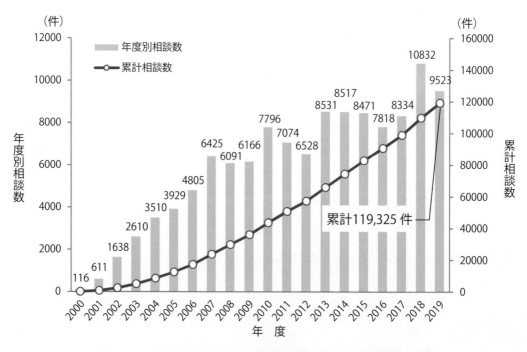

図1－6　2000年度～2019年度の相談件数の年次推移と累計

談サービスは、勤労者のメンタルヘルス不調を予防する目的で開始されたこともあり、職場でのストレスに関する相談が多く、他にも心身の不調、家族からの相談やセカンドオピニオンを求める相談、自殺念慮に関する相談など、様々な相談が寄せられています。

「勤労者心のメール相談」サービスには、ドクター山本の多様な相談テーマへの長年の対応経験が濃縮されており、メール相談を用いた心理援助をすでに行っている、またはこれから行いたいと考えているカウンセラーにとって、すぐに実践可能なノウハウが多く含まれています。

2017年「勤労者心のメール相談」の利用状況の概要

「勤労者心のメール相談」には、2013年ごろから毎年8,000件程度の相談が寄せられ、2018年度には年間一万件を超える相談メールが寄せられました（図1−6）。メール相談サービスに寄せられる相談内容や相談者の傾向をつかむヒントを得るために、2017年の一年間の利用状況を紹介します。

2017年1月から12月までの間に寄せられたメール相談は、総計8,092件で、1,008名からの相談を受けました。その内、1回のやりとりで終結した相談者は347名（全体の34％）、10回までのやりとりで終結した相談者は882名で、全体の88％を占めました（図1−7）。一方、11回から50回までのやり取りがあった相談者は103名（10％）、51回から100回までは12人（1％）、また、100回以上のやりとりがあった相談者（いわゆるリピーター）も11名（1％）いました。最多のやり取りがあった相談者の場合は、750回のやり取りでした（表1−5）。

最多の750回のやり取りがあった相談者は女性で、統合失調症と診断され、入退院を繰り返している方でした。相談開始から3年が過ぎた2020年現在は、月に1、2回程度の相談メールが送信される程度に落ち着いています。年間100回以上のやり取りが見られた11名の相談者の内、2020年6月現在、月10回以上の相談メールが送られてくるような相談者はいません。

つまり、リピーターだからと言って、永遠に相談をリピートするわけではありません。一時的に大量のメールを送信した理由があったかもしれませんが、それはある時期が過ぎると自然に収まります。メール相談のカウンセラーは、リピーターに対してもサポートを求める一人の相談者

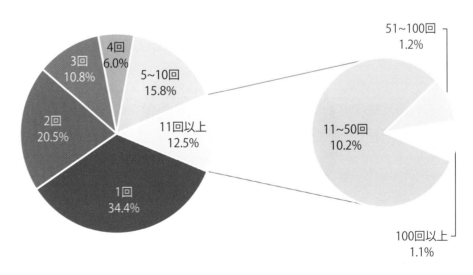

図1−7　2017年の相談回数別の相談者数内訳

表1−5　2017年の頻回相談者（リピーター）の内訳

	回数	性別	年代	病名（疑い）	経過
1	750回	女性	40代	統合失調症	頻回相談終了
2	548回	女性	30代	強迫性障害	通院中（※）
3	436回	女性	50代	気分障害	通院中（※）
4	189回	女性	30代	気分障害	通院中（※）
5	176回	男性	20代	双極性障害	通院中（※）
6	142回	男性	40代	統合失調症	頻回相談終了
7	139回	男性	50代	不安障害	通院中（※）
8	136回	男性	50代	統合失調症	頻回相談終了
9	118回	男性	60代	強迫性障害	頻回相談終了
10	113回	女性	40代	統合失調症	頻回相談終了
11	106回	男性	40代	統合失調症	頻回相談終了

※注：2020年現在、横浜労災病院通院中

として、他の相談者と同様の対応をすればよいと考えられます。
　2017年の「勤労者心のメール相談」では、本人からの相談が92.1％と圧倒的に多く、次いで支援者、家族の順となりました（図1−8）。たとえば、ドクター山本が対応した相談の中には、主婦から「夫が過労で倒れるのではないかと心配だ」というメールが届くこともあります。サポート方法についてのアドバイスを求めて送られてきたこのようなメールに対して、「あなたは働いていないから、このメール相談サービスでは受け付けません」とせっかくサポートにつながった相談者を排除してしまうのではなく、サービス利用対象とし、「産業医に相談するようにご主人に伝えてください」など、できる範囲でのアドバイスが行われています。

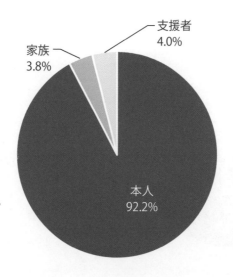

図1−8　相談者の立場
家族には配偶者、親、兄弟姉妹、子供が含まれる。

2015年12月1日のストレスチェック制度施行をはじめ、働く人のメンタルヘルス支援についての理解が深まっている昨今ですが、多くの人にとってメンタルヘルスの専門医の受診は、未だにハードルが高く、精神疾患の診断を受けることが目的ではなく、気軽に心理援助を利用できることが、メール相談の大きな役割と言えるでしょう。

個人属性

ここからは、相談者の属性ごとの相談利用状況と、そこから得られる知見について検討します。

相談者の年齢層は、働き盛りの30〜50代が大半を占めました（図1−9）。最も多いのは50代で、管理職世代にあたります。また、60代・70代の労働活動からいったん離れたと考えられる世代の相談者からも相談メールが届いていました。“人生100年時代”とも言われる時代であり、「高齢者」と区分されながらも現場で依然として働き、インターネットやメールによるコミュニケーションも何の問題なく使いこなせる方々が、今後より増えていくでしょう。

相談者の性別は、男性が35.3％に対して、女性が65.5％でした（図1−10）。国内外に関係なく、一般的に、うつ病と診断されるのは男性よりも女性のほうが多く、割合としても女性が男性の倍だとされています（Nolen-Hoeksema, 1987, Seeman, 1997；杉山・田名部，2018）。女性の場合、女性ホルモンによる影響や、出産、子育てなどのライフイベントがうつ病の罹患率と関連すると言われています。また、女性は憂うつな状態やその原因について反すうし、抑うつ気分を増加させる傾向があるのに対し、男性は憂うつな時にその気分を弱める行動を積極的にとる（Nolen-Hoeksema, 1987）との報告もあります。警視庁（2020）によると、自殺者の約7割が男性です。男性では、抑うつ気分を弱める積極的な対処行動が奏功しないとの判断に至った場合、自殺などの極端な行動を選択する可能性が高まる傾向にあるのかもしれません。ドクター山本は、臨床経験や相談メールへの対応経験から、男性は悩みがあってもひとりで黙って酒を飲み、誰にも相談しない傾向の人が多いように見受けられると話します。飲酒はメンタル不調の薬にはならず、むしろ踏みとどまっているブレーキをはずす恐れがあると、ドクター山本はその危険性

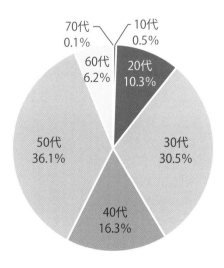

図1−9　相談者の年齢層
年齢不明者を除く

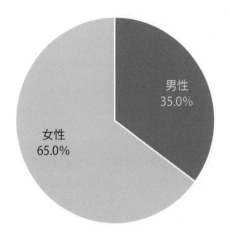

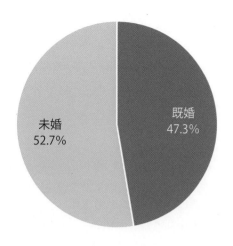

図1－10　相談者の性別
性別不明者を除く

図1－11　相談者の婚姻状況
婚姻状況不明者を除く

を指摘します。誰にも言えない悩みや辛い状況をメールで相談し、何かしらの支援につながれば適切なサポートを受けることができ、状態悪化を防ぐことができるでしょう。

　相談者の婚姻状況は、既婚が47.3％、未婚が52.7％でした（図1－11）。未婚者からの相談が若干多くなりましたが、有意差は認められませんでした。ある時、ドクター山本の講演参加者の一人が「家族の笑顔が私の元気のもとです」と言っていました。ドクター山本が「今日帰ったら、家族と晩ご飯を食べるのですか？」と聞くと、「今は単身赴任中です」という答えが返ってきたそうです。こうした方が自分の元気を取り戻すために、家族に会いに行けるのは、うつ病になって倒れた時かもしれません。うつ病になれば、単身赴任を中断して家族のもとに帰ることになるでしょう。ただ、辛くても働いているうちは、なかなかその機会に恵まれない状況にいる勤労者が多くいます。未婚だから身近に相談相手がいないとか、既婚だから家族がいて安心できるというように、一概に断定することは避けるべきです。相談者に関する情報をメールやり取りの中で収集しながら、現実的なアドバイスをしていくことが必要になります。

相談者の職場での立場

　相談者の職種は、事務職が60.2％と大半を占めていることが分かります（図1－12）。日本の職業別雇用者数の割合からみると、事務従事者は21.5％（女性28.5％、男性15.7％）です（労働政策研究・研修機構，2019）。このような平均的な割合に比べても、メール相談の利用者の内、事務職が6割を占めていることは、働きづらさやストレスを感じている事務従事者が多く、同時にメール相談にアクセスしやすい状況にあると推測することができます。事務職といえば、「定時で帰ることができる」、「座り仕事で体力を使わない」、「仕事内容が決まっていて負担が少なそう」といった印象を持つ人も多くいます。しかし、裏を返せば、努力しても成果が明確に見えずに評価されないことも多く、勤労者自身がやりがいを感じにくい側面があることが想定されます。一生懸命に仕事に取り組んで頑張っていても、周囲に“それくらいやって当たり前だ”と思われていたら、仕事に対するモチベーションを保つことは困難です。

　また、職場では決まった人間関係の中で仕事をするため、そこに居づらさを感じてしまうと、

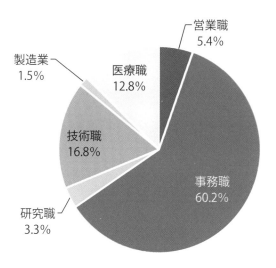

図1－12　相談者の職種
職種不明者およびその他の職種を除く

職場環境が継続的なストレス要因になってしまいます。どのような仕事でも、その職場にとって必要な仕事であり、その仕事の従事者は他の誰かの役に立っています。他の職種の従業員が気持ちよく仕事ができるのは、それを支えている事務職従事者のおかげかもしれません。ドクター山本は、相談メールに対応する際に、そんな「お役に立っている」という感覚を導くアドバイスをするよう心掛けているとよく言います。もちろん、それだけではなく、趣味や仕事以外の人間関係を大切にし、職場でのストレス状況に対して、仕事だと割り切る気持ちで必要以上に関わらないでいられるよう、具体的な方法の提案もしています。

　相談者の勤務形態は、フルタイム勤務者が85.0％と大半を占めていました（図1－13）。フルタイム勤務者は、他の労働者より給与や立場が安定していますが、相応の責任が伴います。そ

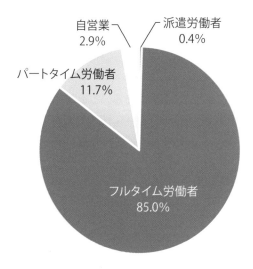

図1－13　相談者の勤務形態
勤務形態不明者およびその他の勤務形態を除く

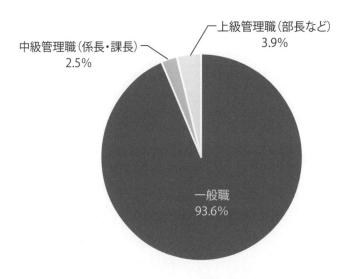

図1－14　相談者の役職
役職不明者およびその他の役職を除く

ういった責任から生じた負担やストレスを抱えている勤労者のメンタルヘルス支援を担うためにも、メール相談が果たす役割は大きいと考えられます。

　相談者の役職の内訳を見ると、一般職が93.7％、中級・上級合わせて管理職が6.4％となっており、ほとんどの相談が一般職の相談者であることが分かります。そもそも組織の中に管理職の割合は少なく、大半を占めているのは一般職であるという状況を考えると、このような内訳となったことは当然とも言えるでしょう。中級管理職が、組織の中で上司と部下の間に挟まれ様々なストレスを抱えていることはよく知られていますが、それ以上に、会社を支える一般職（平社員）が多くのストレスを抱えている現状が、この集計結果からも分かります（図1－14）。

主な相談内容

　「勤労者心のメール相談」には様々な内容の相談が寄せられますが、その中でも「身体の問題」が55.1％と最も多く、次いで「職場の問題」（24.7％）、「精神の問題」（20.2％）の順に続きました（図1－15）。メンタルヘルスに関する悩みが多いことを想像されるかもしれませんが、実際に一番多いのは、不眠や頭痛などの身体的な症状に関する悩みでした。心と身体の状態は関連し合っており、「心身相関」ともいいます。ドクター山本が心理的・社会的な要因から引き起こされている身体の症状を扱う心療内科医であるからこそ、身体的な問題に関する多くの相談にも対応できているものと考えられます。

　相談内容の詳細を見ると、「勤務形態」に関する相談が最も多く、次いで「イライラ・不安定」、「医者を勧めたい」と続きます（図1－16）。上位10種類の相談内容には、「職場の問題」に関連する相談内容が4つ、「精神の問題」関連の相談内容が5つ、「身体の問題」関連の相談内容が1つの割合で見られました。

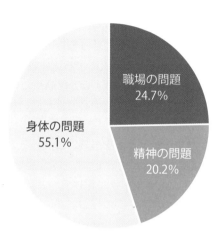

図1－15　主な相談内容の内訳

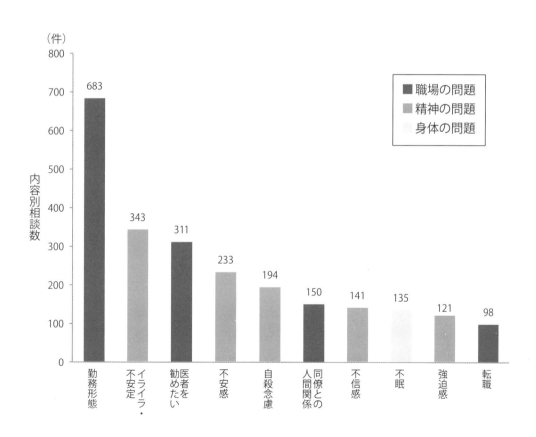

図1－16　内容別相談件数の内訳

上位10種類の相談（その他の相談内容を除く）

　「職場の問題」に関する相談内容の中で2017年に最多（図1－17）となった「勤務形態」に関する相談には、勤務時間の問題、休職・復職に伴う悩み、休職中や復職後の生活や活動に関する問題が含まれます。昨今、メンタルヘルス不調による休職者や退職者が増えている現状から、こうした相談も増えていることが考えられます。「医者を勧めたい」という相談は、部下や同僚など、職場内の他者が医療機関での専門的な支援の必要性が高い状態にあると相談者が判断した場合の相談となります。

　受診を促した時に、実際に受診するかどうかを最終的に決めるのは対象者ですが、その後、一部の相談者から「当事者を受診させることができてよかった」という報告の返信メールが届くと、支援する側としても大変安心でき、メール相談が役に立っていることを実感することができます。このように、相談者やメンタルヘルス不調の当事者が適切なサポートにつながるように働きかけることが、メール相談においては重要です。

　「精神の問題」に関する相談では、「イライラ・不安定さ」、「不安感」、「自殺念慮」に関する内容が多く見られました（図1－18）。相談者は、何の理由もなく辛い精神状態になるわけではなく、ドクター山本は、相談者に思い当たるきっかけを尋ね、心療内科医の立場から原因について考えることもあるそうです。ただ、メール相談のやり取りでは、実際に診察を行うわけではないため、必要に応じてできるだけ早く専門医に診てもらうことができるように、相談者に対するア

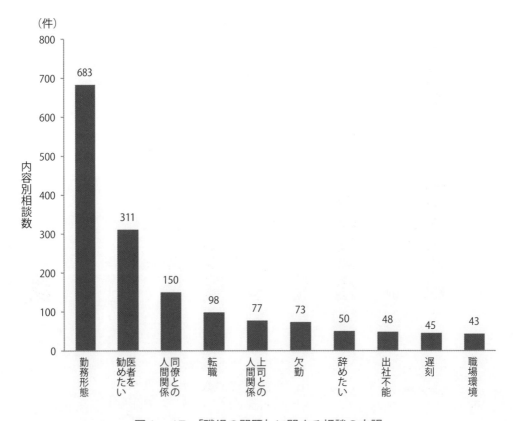

図1－17　「職場の問題」に関する相談の内訳

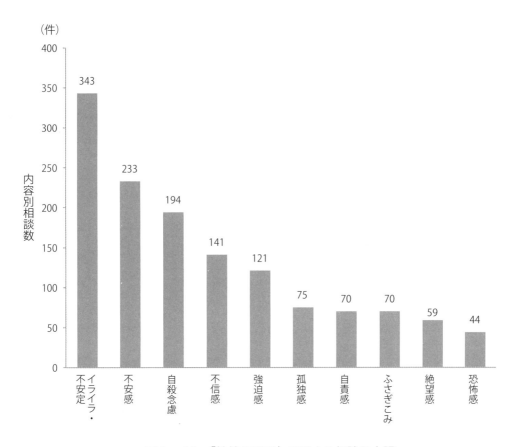

図1－18 「精神の問題」に関する相談の内訳

ドバイスが行われています。きちんと専門医に診てもらうことで、本来の元気な状態に戻ることができると考えられます。

　また、メール相談を利用する相談者には、すでに専門医にかかっているという方もいます。例えば、うつ病をはじめとする精神疾患は、適切な治療を受けていても、症状に波があり、良くなったり悪くなったりをくり返しながら、徐々に回復していきます。症状が悪くなっているタイミングで不安を感じることが多くありますが、そのような方に対してドクター山本は、精神症状のことを説明し、「主治医を信じ、焦らず、諦めず、怠らず、治療を続けてください」というメッセージを伝えています。

　「身体の問題」に関する相談内容では、「不眠」に関する相談が最も多く、次いで「頭痛」、「慢性的疲労感」などが多く見られました（図1－19）。また、具体的な不調ではないものの、なんとなく具合が悪いという漠然とした不調感に関する相談も多く寄せられていました。このような症状で悩まれている方は、どの診療科を受診すべきかの自身での判断が難しく、病院に行ったとしても「身体的な検査をしたが、問題ない」と言われる場合がほとんどです。そのため、通院する前に、まず気軽にできるメール相談を使うことによって、早期にメンタルヘルスの専門医につながり、状態悪化を防ぐことができるでしょう。

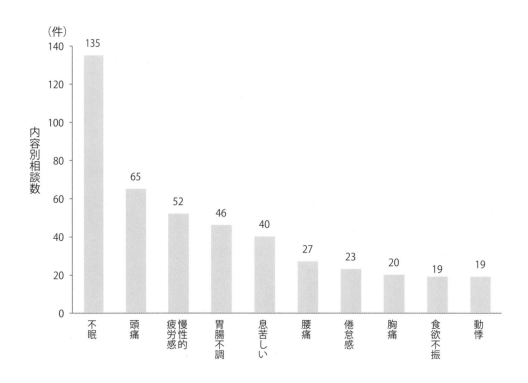

図1－19 「身体の問題」に関する相談の内訳

メール相談に対する期待と心理援助手段としての役割

　近年、メンタルヘルス不調に対する社会的な理解が大きく変化し、ストレスチェック制度が義務化されるなど、メンタルヘルスの重要性が強く認識されるようになりました。しかし、精神疾患に対する偏見や誤解は未だに残っており、メンタルヘルス不調に関する診療を目的とした医療機関の受診への抵抗感を持つ人が多いのが現状です。このような状況の中で、時間的・空間的制約が小さく、アクセスが容易なメール相談は、気軽に利用できる相談手段として様々な分野で活用されるようになりました。横浜労災病院における「勤労者心のメール相談」は、自殺や精神疾患に対する予防的アプローチとして、相談者を医療機関などに早期につなげる役割を着実に果たしてきました。メール相談の心理援助方法をベースとし、近年は、ビデオ通話やSNSなどを用いたオンラインカウンセリングが発展しました。2020年の新型コロナウイルス感染症拡大時に求められた「新しい生活様式」においてもメール相談をはじめとする非対面カウンセリングが活用され、コロナ禍を経てさらに利用ハードルが高くなった対面カウンセリングの代役を務める存在となりました。

　メール相談には多様な相談が寄せられますが、2017年の「勤労者心のメール相談」の利用状況から、メール相談でのサポートを求めている相談者のイメージをつかむことができます。様々な年齢層や立場の相談者から、心身の不調だけではなく職場の問題を訴える相談も多く寄せられ、「勤労者心のメール相談」は、相談者を適切なサポートへ早期につなげる相談手段として使用されています。今後のメール相談には、心理カウンセリングとしての積極的介入や、援助機関や他の相談手段と連携した相談サービスとしての活用が期待されます。

［引用文献］

Baker, K. D., & Ray, M. (2011). Online counseling: The good, the bad, and the possibilities. *Counselling Psychology Quarterly*, 24(4), 341-346.

Barak, A., Hen, L., Boniel-Nissim, M., & Shapira, N. (2008). A comprehensive review and a meta-analysis of the effectiveness of Internet-based psychotherapeutic interventions. *Journal of Technology in Human Services*, 26(2-4), 109-160.

Barak, A., & Grohol, J. M. (2011). Current and future trends in internet-supported mental health interventions. *Journal of Technology in Human Services*, 29(3), 155-196.

Callahan, A., & Inckle, K. (2012). Cybertherapy or psychobabble? A mixed methods study of online emotional support. *British Journal of Guidance and Counselling*, 40(3), 1-18.

Carlbring, P., Bohman, S., Brunt, S., Buhrman, M., Westling, B. E., Ekselius, L., & Andersson, G. (2006). Remote Treatment of Panic Disorder: A Randomized Trial of Internet-Based Cognitive Behavior Therapy Supplemented With Telephone Calls. *The American Journal of Psychiatry*, 163(12), 2119-2125.

Cook, J.E. & Dolye, C. (2002). Working alliance in online therapy as compared to face-to-face therapy: Preminary results. *Cyber Psychology & Behavior*, 5(2), 95-105.

Finn, J. & Barak, A. (2010). A descriptive study of e-counselor attitudes, ethics, and practice. *Counseling and Psychology Research*, 10(4), 268-277.

Gibson, K., & Cartwright, C. (2014). Young people's experiences of mobile phone text counselling: Balancing connection and control. *Children and Youth Services Review*, 43, 96-104.

Grohol, J. M. (1999). Best practices in e-therapy: Definition and scope of e-Therapy. Retrieved from https://psychcentral.com/etherapy/best3.htm（2020年7月14日）

Joint Task Force for the Development of Telepsychology Guidelines for Psychologists (2013). Guidelines for the Practice of Telepsychology. *American Psychologist*, 68(9), pp791-800.（日本心理学会（2020）．特設ページ 遠隔心理学（Telepsychology）．〈https://psych.or.jp/special/covid19/telepsychology/〉（2020年7月14日））

警視庁（2020）．令和元年中における自殺の状況．厚生労働省自殺対策推進室 警察庁生活安全局生活安全企画課.
〈https://www.npa.go.jp/safetylife/seianki/jisatsu/R02/R01_jisatuno_joukyou.pdf〉（2020年7月14日）

小林 正幸・野呂 文行・仲田 洋子・大畠 みどり（2001）．電子メール相談による不登校児および関係者支援に関する研究―1年間で新規受理した相談事例の分析―，東京学芸大学教育学部附属教育実践総合センター研究紀要，25，31-43.

厚生労働省（2003）．第10次労働災害防止計画
〈https://www.jaish.gr.jp/user/anzen/hor/boushi10.pdf〉（2020年7月14日）

倉本 英彦・大竹 由美子・飯田 敏晴（2006）．NHKひきこもりネット相談によせられた相談文の内容分析，研究助成論文集，明治安田生命こころの健康財団編，42，229-235.

Leibert, T., Archer, J., Jr., Munson, J., & York, G. (2006). An Exploratory Study of Client Perceptions of Internet Counseling and the Therapeutic Alliance. *Journal of Mental Health Counseling*, 28(1), 69-83.

Nolen-Hoeksema, S. (1987). Sex differences in unipolar depression: evidence and theory. *Psychological Bulletin*, 101(2), 259-282.

Pennebaker, J. W., Kiecolt-Glaser, J. K., & Glaser, R. (1988). Disclosure of traumas and immune function: Health implications for psychotherapy. *Journal of Consulting and Clinical Psychology*, 56(2), 239-245

Richards, D. & Richardson, T. (2012) Computer-based psychological treatments for depression: a systematic review and meta-analysis. *Clinical Psychology Review*, 32(4), 329-342

Richards, D., & Viganó, N. (2012). Online Counseling. In Y. Zheng (Ed.), Encyclopedia of Cyber Behavior (Vol. 1, pp.699-713). New York, NY: IGI Global.

労働政策研究・研修機構（JILPT）（2019）．早わかりグラフでみる労働の今　―職業別雇用者数2019年平均―．労働政策研究・研修機構（JILPT）．
〈https://www.jil.go.jp/kokunai/statistics/chart/html/g0007.html〉（2020年7月14日）

Seeman, M. V. (1997). Psychopathology in women and men: Focus on female hormones. *American Journal of Psychiatry*, 154(12), 1641-7.

島 悟・佐藤 惠美（2002）．相談活動におけるツールの比較．第9回日本産業精神保健学会総会　一般演題B3，東京女子医科大学．

総務省（2019）令和元年版　情報通信白書．
〈https://www.soumu.go.jp/johotsusintokei/whitepaper/ja/r01/pdf/01honpen.pdf〉（2020年7月14日）

総務省（2020）令和元年通信利用動向調査の結果．
〈https://www.soumu.go.jp/johotsusintokei/statistics/data/200529_1.pdf〉（2020年7月14日）

杉原 保史・宮田 智基（2019）．SNSカウンセリング・ハンドブック．誠信書房．

杉山 暢宏・田名部 はるか（2018）．うつ病の性差について．信州医学雑誌，66（3）．pp185-193.

Suler, J. (2004). The Online Disinhibition Effect. *Cyber Psychology & Behavior*, 7(3), 321-326.

高石 浩一・河村 渉・武藤 清栄・渋谷 英雄（2002）．座談会／インターネットに見る心の世界．武藤 清栄・渋谷 英雄（編），現代のエスプリ，418，メールカウンセリング．至文堂，pp5-45.

田村 毅（2003）．インターネット・セラピーへの招待．心理療法の新しい世界，新曜社．

一般社団法人東京公認心理師協会（2018）．「一般社団法人東京公認心理師協会倫理ガイドライン」
〈http://www.tsccp.jp/pdf/rinriguideline_20181029.pdf〉（2020年7月14日）

山藤 菜穂子（2002）．精神科クリニックにおける電子メール相談―受診相談カウンセリングにおける利用法．武藤 清栄・渋谷 英雄編．現代のエスプリ，418，メールカウンセリング．至文堂，pp109-116.

山本 晴義（2011）．メンタルヘルスのヒントが見える！ドクター山本のメール相談事例集．労働調査会．

2章

メールカウンセリングによる心理援助の実践

—"ドクター山本流メール相談"のエッセンス—

李　健實

　　メール相談は、こころのケアに関する相談を希望する者（相談者）と支援する側（主に、カウンセラー）との間で、メールのやり取りを通じて行われます。メール相談の回答者は、心理援助を求める相談メールに対して、対面によるカウンセリングと同様に相談者の状況を確認し、見立てを行い、それに基づくアドバイスを記した回答メールを返信します。

　　本章では、ドクター山本の20年間にわたるメール相談の回答者としての経験から、メールによるカウンセリングを行う際のコツを紹介します。まず、相談メールから相談者の情報をどのように読み取るかを解説し、相談メールから読み取った情報を基にどのように回答メールを作成するかについて紹介します。次に、メールカウンセリングの回答者として持つべき心構えを考えます。最後に、ドクター山本の20年間の経験から、メールカウンセリングを始める初心者のために参考になる対応策を学びます。

　　なお、本章はドクター山本を対象に筆者が行ったインタビュー内容を基に、公益財団法人パブリックヘルスリサーチセンターストレス科学研究所が主催し、ドクター山本が講師を務める2016年度から2019年度までの「メール相談メンタルサポーター養成講座」の内容を参考にしてまとめたものです。

1. "ドクター山本流メール相談" の特徴

　ドクター山本は、勤労者の自殺予防策の一環として労働福祉事業団（現：独立行政法人労働者健康安全機構）が始めたサービス「勤労者心のメール相談」の回答者です。横浜労災病院の「勤労者心のメール相談」は、2000年に開始され、現在に至るまで20年間、365日休まずに「24時間以内の返信」を原則として、すべての相談メールに対してドクター山本が一人で対応してきました。最大の特徴は、心療内科医であるドクター山本が直接対応していることと言えるでしょう。本サービスが始まった2000年当時は、医師によるメールでの相談対応が新たな挑戦として注目されましたが、関心や応援よりも批判や心配の声が多くあったそうです。コミュニケーション手段の多様化に伴い、現在はメール相談の必要性とニーズが改めて注目されています。本節では、20年間のメール相談対応経験が物語る「ドクター山本流メール相談」の特徴を整理し、これからメール相談を学ぶ心理援助職の皆様に、実践にすぐ応用できるエッセンスとして紹介します。

基本的アプローチ

　「勤労者心のメール相談」には、メンタルヘルス不調に関する相談だけでなく、生活での困り感、医療に関する助言を求める相談など、いわゆる "よろず相談" に該当する様々な内容の相談が寄せられます。ドクター山本は、心療内科医、産業医として、心身医学、産業医学を基本とし、健康心理学、ポジティブ心理学などの理論に基づいたアプローチを用いています。メール相談の中で応用されている心理療法は、ブリーフセラピー、交流分析などであり、相談者の状態と相談内容によって適切な技法を選んで対応が行われています。ドクター山本は、心療内科医として精神疾患を伴う身体症状や身体疾患に伴う精神症状に関する相談に対応することもあるそうです。

　しかし、実際に診察することができないメールでのやり取りであるため、断定的な診断名や判断を相談者に伝えることはせず、疾患の可能性と取りうる対処方法を伝え、適切な医療機関を受診できるよう、情報を提供しています。また、相談者が病院や相談機関にかかることに対して抱いている抵抗感を和らげ、適切な機関へつながるよう働きかけることにも心がけた対応が行われています。

　ドクター山本は、メール相談に対応するにあたって相談者に以下のような考え方を伝えることを重視しています。

「Only one life」、「Only Today」、「あなたなりの生き方をしていいですよ」

　一度しかない人生であること（「Only One Life」）と、取り戻すことができない今この瞬間（「Only Today」）を重視し、相談者の注意を "過去に対する後悔や不確定な将来への不安" よりも、"今できること" に向けさせられるよう働きかけます。また、「あなたなりの生き方をしていい」と、一人ひとりの個性を重視します。我々は、社会の規範や常識に自らの考えや行動を合わせようと無理したり、自分を他人と比較したり、また、自分の過去や将来を理想とする自分の姿と比較することによって苦しさを感じることがあります。その苦しみから脱却するために、今の自分自身の行動や考えに注意を向け、これを自力で変容させることに対する努力の重要性を相談者に伝えるメッセージの基本としています。

積極的な受診勧奨とセルフケア

　ドクター山本は、メール相談の限界を認めつつも、メール相談を通じてサポートを求める相談者が持っている自然な回復力（レジリエンス）を重視し、それに働きかけることを対応の基本としています。ドクター山本流メール相談の具体的な対応の1つが、「得られるサポート資源を確保し、活用する」よう相談者に促すことです。メール相談は非対面で行われる相談であり、カウンセラーが相談者に同期的に関わることが難しいため、対応ができない場合も存在します。

　このため、家族や友達、職場の同僚、上司、人事担当者など、相談者の周囲のソーシャルサポートを積極的に利用し、適切なサポートが得られるように働きかけます。また、メンタルヘルス不調が重症化する可能性が高いと判断される場合には、医療機関の受診、主治医、産業医への相談や、相談機関での対面カウンセリングを推奨し、専門的なサポートが利用できるように相談者を促しています。

　ドクター山本流メール相談では、相談者に「セルフケア」を推奨しています。メール相談を通じて相談者のストレスの原因となっている環境（例えば、職場、家族など）を改善するよう相談者を導くことは大変難しく、限界があるのが現実です。

　そのため、メール相談でできる対応として、ドクター山本は相談者のセルフケアを促します。例えば、仕事とプライベートとの オン・オフをはっきりさせ、ワークライフバランスが取れるよう、具体的な助言をします。変えることができない環境から生じたストレスに対して、自分の意思で変えることができるプライベートな時間を充実させることで、ストレスマネージメントができるように、ドクター山本は相談者に働きかけています。ドクター山本流メール相談では、相談者が持つ資源を活かした提案が行われ、運動、食事などの生活習慣への助言や、音楽、習い事等、趣味や余暇時間の過ごし方の提案を通じて、相談者自らがセルフケアできるようにヒントが提示されます。

メール相談のルール

　ドクター山本が遵守している複数のメール相談のルールは、心理援助に関わる専門家の自己管理方法として、また、非対面で行われるメール相談の注意点として、参考になります。

● 24時間以内に返信する

　ドクター山本流メール相談では、相談者にできるだけ早く返信することが重視されています。相談メールを送った相談者は、悩みに対する専門家からのサポートを待っており、早く返信することが相談者の早い改善をもたらすでしょう。また、非同期でやり取りが行われるメール相談の弱点から起こり得るリスクを防ぐことにも、返信までの時間の短さが貢献すると考えられます。"迅速な返信" の目安として、ドクター山本は相談メールを受信した時間から24時間以内の返信をルールとしています。

● 情報が守られる環境であるかを確認する

　相談メールには、相談者の個人情報はもちろん、相談者にとって大変デリケートな相談内容が記述されています。対面で行うカウンセリングは、相談内容が漏洩しないように専用の相談室で

行われ、防音措置なども使用します。メール相談では、そのような空間だけではなく、オープンな空間や人が多いところでも回答者が相談内容を確認し、返信メールを書いて送ることができます。そのため、メール相談を行う前に、相談者の情報を守ることができる環境であるかどうかの確認が必要です。このような周囲の物理的な環境だけでなく、ソフトウェアでメール相談の対応時に使用する機器のセキュリティ環境を整えることも、メール相談を行ううえで欠かせません。

● 相談メールの文字数制限をしない

　メールを書く際に、同じテーマの内容であっても詳細な記述をしながら長く書いて送る人もいれば、短く単刀直入に用件だけ書いたり、文字で表現することが苦手で文章にまとめるのに苦労する人もいるでしょう。また、出来事の事実だけを羅列したり、感情や気持ちだけを訴えるような記述をするなど、相談者が使用する表現も様々です。そのため、ドクター山本流メール相談では、相談メールに文字数制限をかけず、相談者が自由に書くことが重視されています。これによって、メールの長さや記述方法、論の展開、内容の特徴など、相談メールから読み取ることができる相談者の特徴を示す情報が増加します。

● 往復数の制限もしない（リピーターにも同様に対応する）

　相談者がカウンセリングを受ける際には、自分の問題（ストレスや悩み等）に対する不安と、専門家や相談機関などに自分の悩みを話すことに対する不安という、二重の不安があると言われています。そのため、カウンセラーとの間にラポールを築き、安心して話すことができるようにすることが求められます。しかし、メール相談の場合、匿名性が高い反面、回答者が得られる情報が少なく、ラポールを築くための工夫が必要です。相談メールに短い文だけで辛い気持ちが記されていることや、抽象的な表現で断片的な悩みだけが書かれていることもあります。

　相談者の状況や意図を探るために、情報を求める質問を相談者に送るケースもありますが、相談者側も、自分が求めているサポートが得られるかどうかを探りながらメールのやり取りを重ねていきたいという気持ちを持っている場合もあります。ドクター山本は、相談者の状況や相談内容の全体像がつかめない場合は、メールの往復数を制限せず、相談者の辛い気持ちや状況を受け止めるメッセージを送り、不足している情報を求める質問を加えたやり取りを重ね、ラポールを形成します。

　「勤労者心のメール相談」は、無料の心理援助サービスでもあり、頻繁に相談メールを送信する、いわゆるリピーターに該当する相談者もいます。こうした相談者は、メール相談や回答者への依存が生じる場合があります。しかし、リピーターに対しても、ドクター山本は、他の相談と同様の姿勢で対応しています。繰り返しメールを送信することには、相談者なりの理由があるからです。

● 相談者を信頼する

　匿名性が高いメール相談では、いたずらや大げさな表現で困り感を訴える相談者も存在します。相談メールに危機的な状態が記述されていても、相談者が文章で伝えようとした状況と現実との間に、どの程度ギャップがあるかは分かりません。しかし、相談メールに記述されていることは、相談者が伝えたい気持ちや相談者が見た現実であり、心理援助を求めて相談メールを寄せた相談者をサポートする立場では、相談者や相談メールの内容を信頼して対応することが求められます。

● 専門性と経験を活かして対応する

「勤労者心のメール相談」では、身体疾患に関する相談、医療機関の紹介を求める相談も一定の割合を占めています。心療内科医であるドクター山本は、「ドクターだから対応できる相談がある」と言い、医学的な知識や経験を用いた対応を行っています。ドクター山本のメール相談では、こころの不調で通院治療を続けているにも関わらず思うように回復しない相談者に対し、医師としての専門性に基づき体の病気が原因である可能性を指摘し、実際に病気が早期に発見され、相談者が回復に至ったことがあるそうです。

このケースのように、心の病気と体の病気で症状が似ている場合もあります。また、体の病気によって心の病気を発症することもあれば、反対に、心の病気や症状によって、身体的な疾患や症状が生じることもあります。このような医学的な観点からみた見解や判断が必要とされる相談に対しては、ドクター山本が心療内科医であるからこそできるアドバイスが返信されています。

これと同様に、ドクター山本は、「カウンセラーだからこそできる対応がある」と考えます。カウンセリングや心理学に関する専門的なトレーニングを受けた心理援助職の専門家として、カウンセラーは、自分の専門性やこれまでの経験を活かした相談への対応をすることができるでしょう。

● 場合によっては、自己開示をする

ドクター山本は、相談者に対して、プライベートな人生経験や個人的な見解を交えた回答メールを送ることもあります。心理臨床の実践においては、カウンセラーが自己開示をすることが相談者に与える影響などを考慮し、中立的な態度を保つことが一般的に適切な対応として認識されています。しかし、「勤労者心のメール相談」では、ドクター山本のみが回答者であり、相談者もこれを知った状態で相談メールを送信します。また、非対面で行われる匿名性の高いメール相談であるからこそ、回答者が自己を開示した回答を送ることで相談者に親密さが伝わり、ラポール形成に肯定的な影響を与えると考えられます。相談者とカウンセラーが対面しないメール相談では、相談者に適切なサポートをするために役に立つのであれば、カウンセラーが自己開示を積極的に行うことが必要な場合もあります。

● 診断や治療はしないが、疾病性も念頭におく

心理援助として行われる相談やカウンセリングは、相談者個人が持つ資質や資源などのポジティブな側面を重視します（事例性）。それに対して、精神医学では疾病性の観点から診断と治療を行います。ドクター山本は、メール相談では、相談者を直接診察することができないため、心療内科医であっても診断や治療を行いません。しかし、疾病性を念頭におきながら事例性をとらえています。

2. 相談メールの読み取り方

　この節では、実際にメールカウンセリングを行う際に、届いた相談メールから何をどのように読み取れば良いかについて、実際の相談事例を用いながらドクター山本流のノウハウを紹介します。

　事例A（図2-1）は、上司との関係について悩む会社勤めの30代の女性からドクター山本に送られてきたメールです。相談メールを見ると、ドクター山本が相談メールを受信した日時、相談者のメールアドレス、メールのタイトルが書かれています。

　また、メール本文の冒頭に個人属性が記入され、次に相談内容が続きます。メール本文に書かれている相談内容を含め、それ以外の要素からも相談者の状況を理解するためのヒントを見つけ、相談者に対する見立てとその対応を考えることが、相談メールを読み取るための作業となります。

（相談者：女性　30代　事務職　一般職）
メールタイトル：「何かアドバイスをください」

○月26日　PM 9：29
はじめまして。私は30代前半の女性です。運輸関係の会社に勤めて15年目になります。今年の4月から関東圏の中規模支店にいます。5年ほど前に突然、転勤になり、その後も3度転勤させられました。そもそも私のような事務職の場合、転勤自体が少ないですし、お客さんにも慣れて信頼関係が築けてきたなと思うたびに転勤になるため、どうして私ばかり転勤させられるのか？という憤りを感じていました。でも、私なりに異動は私自身の成長になると考え、着任先でも頑張って人間関係を築き、これまでは楽しくやってきました。
しかし、今年の4月、最初の転勤先へまた転勤になりました。そこでの直属の上司との人間関係に悩んでいます。事の発端は、決算期の忙しい時期にお客様がらみの失敗をしてしまったときに、「もう仕事しなくていい！！」と捨て台詞を吐かれ、手から書類を奪い取られたことです。言葉にはできないほどのショックでした。地道に頑張っていこうと自分を奮い立たせようとしていた矢先でした。上司も忙しくて大変なときだったのでしょうが、この一言がショックで、仕事へのやる気をなくし、何をするのにも自信がなくなってしまいました。休日も家にこもっていることが多くなり、人と会うのがすごく嫌です。私を叱責した上司は、仕事はできるほうですが気分に左右される人で、機嫌が悪いと八つ当たりをされるので一日中びくびくしています。以前いた支社の上司や友人にも状況を聞いてもらったり、少なくとも会社を出たら仕事のことは忘れようと思いはするのですが、なかなかうまくいきません。何か良いアドバイスをください。

図2-1　事例A：相談メール
（ドクター山本のメール相談事例集（山本、2011）より抜粋）

"上からサラッと読む"

　メール相談には、対面で行われるカウンセリングと違い、非言語的な情報を読み取ることができないという限界があります。しかし、相談者が選んだ相談手段がメール相談であり、この手段によるサポートが求められているため、回答者は相談メールの内容から読み取ることができる情報を最大限に見つけ、サポートすることが必要です。そのためには、まず、届いた相談メールを上からサラッと読みながら、相談者の悩みと求めているサポートを把握します。

　相談メールでは、相談者が使った言葉や表現、全体的なメール内容から見られる論の筋など、相談者の臨床像が想像できる情報を文面上から読み取ることができます。すべての相談者に適用できるとは言えませんが、ドクター山本は、10万件を超える相談メールへの対応経験から、「相談メールには、ある程度共通する特徴が見られる」と指摘します。ドクター山本によると、「うつ病に罹っている、あるいはうつ病が疑われる相談者のメールには、礼儀正しい挨拶や丁寧な敬語などの表現が書かれていることがあり、そこから相談者の真面目な性格の一面を想像することができる」と言います（例えば、「お世話になっております」、「失礼します」、「よろしくお願いいたします」、「〜〜して申し訳ございません」等）。

　また、回答者であるカウンセラーに負担をかけることに対する心配や、自分のメールを読んで返信してくれることへの感謝や申し訳なさの気持ちを表す文（例えば、「こんなメールを読んでいただきありがとうございました。」、「時間を割いてくださってありがとうございました。」、「こんなことまで相談させていただいて申し訳ございません」等）が含まれていることが、共通してみられる特徴として指摘されます。

　一方、悩みについて極めて詳細に記述されている相談メールもあれば、逆に抽象的な記述であったり、断片的な内容のみの短いメールが送られてきたりすることもあります。また、現在の辛い状況についての客観的な情報が淡々と記述されていたり、苦しい気持ちだけを感情的に訴えてくるような内容の相談メールもあります。このように、相談者が書いた相談メールの中で使用されている表現方法の特徴からも、相談者の臨床像や求められるサポート等について、多くのヒントを得られる可能性があります。相談メールを上からサラッと読むことによって、相談者の困り感とその原因となった出来事だけでなく、表現方法、感情状態、筋が通った記述になっているかどうかなど、相談者の状況の全体像を把握するための参考となる様々な情報を読み取ることができます。

　メールの長さが、相談者の健康状態を推測するための情報となる場合もあります。筋が通りまとまった内容の長文メールには、メール本文中に厳しい現状に対する辛い気持ちなどが語られている場合でも、ある程度、相談者が自ら回復できるエネルギーを持っている可能性が窺えます。一方、同じ悩みについての相談メールであっても、数行程度の短いメールからは、相談者の回復力や健康度、サポートに対する抵抗感や警戒心などが窺える場合もあります。もちろん、メールの長さだけでは相談者の健康度やリスクを判断するには情報が少なすぎるため、他の情報と合わせて総合的に判断することが求められます。

　このように、相談メールを上からサラッと読みながら、相談者や相談内容に関する情報を読み取る過程は、対面カウンセリングにおける、インテーク面接やブリーフセラピーを用いたアプローチに近いと考えられます。回答者は、メールを読みながら見立てを行うと同時に、回答メールに記す内容についても頭の中でまとめますが、これが心理援助として行う"対応"と"目標"を相談者と共有するプロセスになります。つまり、サラッと読みながら相談者の困り感（主訴）

を把握し、それに対する対応を素早くまとめて回答メールで相談者に伝えることになります。

　事例Aの相談メールを上からサラッと読むと、相談者の個人属性や仕事に関する情報、職場であった出来事とそれによる苛立ちや苦しい感情などのストレスフルな状態が分かります。また、相談者なりに問題解決のために努力してみたが、うまくいかずに困っている様子が想像できます。ドクター山本は、相談メールが届いたら、相談者がメール相談を利用しようとしたきっかけとなる状況を、一言でまとめて回答メールを返信することができるように、サラッと読みながら相談者の問題状況の全体像を思い描いています。このような相談メールの読みとり方は、迅速な返信を実現し、同期性のないメール相談の限界の克服と、それによるリスクを低減させます。

最後の文章から相談者のニーズを把握する

　相談メールの全体的な記述内容や筋を把握することで、相談者の状況をつかむように心がけることが重要ですが、最後の文章から相談者のニーズを確認することもできます。相談メールの最後の文章には、相談者がメール相談を通じて援助者に求めているサポートがひと言で表現されていることが多く、相談者のニーズや最も困っていることを把握するための重要なヒントを得ることができます。事例Aの最後の文章を見ると、「何か良いアドバイスをください」と書かれており、相談者がメール相談を通じてドクター山本からアドバイスを求めていることが窺えます。他にも「助けてください」、「教えてください」、「私は○○病ですか？」など、回答者に向けて自分が求めていることを投げかけるような内容の文が書かれた相談メールも多々あり、ドクター山本は、このような質問に答える形で回答メールを作成することを推奨しています。

メール本文以外の部分からも情報を読み取る

　相談メールでは、本文の内容や文脈から分かる情報以外にも相談者の臨床像が想像できる情報を読み取ることができますが、メール本文より先に回答者の目に入る、タイトルやメールを送信した日時がその1つです。

　相談メールのタイトルには、相談者がメール受信者（回答者）に対して最も訴えたいことが短い文章や言葉に集約されており、回答者は、相談内容や相談者の不調の程度に関する印象を読み取ることができます。例えば、「死にたい」、「さよなら」といったタイトルから、希死念慮が含まれていることが容易に想像できます。また、タイトルが書かれていないメールも多くあります。特別な理由なくタイトルが記されていない場合もありますが、姿の見えない回答者に対する警戒の気持ちや、悩みを打ち明けることに躊躇する気持ち、言葉に表現できない心境など、タイトルが記入されていないことが何らかの意味を持つ場合もあります。事例Aの相談メールでは、「何かアドバイスください」というタイトルが書かれていました。このタイトルから、相談メールの最後の文章と同様に、相談者がアドバイスを求めていることが分かります。

　タイトルとともに最初に回答者の目に入る情報として、相談者がメールを送信した日付と時間（回答者が相談メールを受け取った日時と時間）の情報があります。そこにも相談者の状況を理解するうえで参考とすべき情報が潜んでいることがあります。例えば、相談者からのメールが夜中に送信されていれば、眠れない状況であることが想像できます。また、ドクター山本は、「うつ病を患っている（あるいは、疑われる）相談者からのメールは、夜中に届くことが多い」と指摘します。このような事例から、深夜に送信されたメールの相談者がうつ病の症状の1つとして

寝付くことができない状態である可能性を疑うことができます。

　また、勤労者が職場でのストレスを訴えている場合、一般的な勤務時間が終了し、帰宅後となる20時以降の相談が多く、残業中の深夜勤務時間に相談メールが送られてくる事例もあります。事例Aの相談メールをドクター山本が受信したのは午後9時を過ぎた時間で、仕事が終わって帰宅した後に書かれていたかもしれません。また、メールによっては送受信の季節からも何らかのヒントが得られます。事例Aの場合は、夏場に送信された相談メールです。新年度が始まり、苦しい状況の中で数か月間努力したにもかかわらず、職場での出来事が忘れられずにストレスによる症状が生じているという相談者の状況を想像することができます。もちろん、回答者の推測がどこまで事実であるかは、相談者に確認してみないと分かりません。

　しかし、対面によるカウンセリングでも相談者が話したことのすべてが事実とは限らないのは同じであり、相談メールに書かれている内容を信頼し、その情報の背景に潜む相談者が置かれた状況について想像力を働かせることも重要です。加えて、回答者は、相談者がメールを送信した時刻は把握することができますが、相談メールを書くのにどのぐらいの時間を要したのかは分かりません。メールが長いからと言って、相談メールの作成に要した時間が長いとは限りません。たった一行の文章（例えば、「助けてください」、「生きる意味がありません。どうすれば良いですか」）を書いて送るのに、相談者は一時間以上掛かってやっと書いたものを送ったかもしれません。このように、回答者には見えない相談者の状況にも想像力を働かせながら、情報を読み取り、メールのやり取りを通じて事実を確認する作業が求められます。

　他にも、段落分けや行間、絵文字の使用など、メールの中に内容を記述する際に見られる癖や特徴なども、相談者を理解するヒントになります。相談メールから読み取ることができる非言語的な情報の有用性については、今後の学術的検証の必要性がありますが、相談者の臨床像を理解するためのヒントとして活用することはできます。

相談者に情報提供を求め、迅速に返信する

　カウンセラーが、相談メールを読んで相談者に対する見立てを行い対応を考えるためには、相談者の状況やメンタルヘルス不調の重篤化の可能性を判断するための情報を少しでも多く収集することが必要です。しかし、メール相談では、相談者を援助するために必要な情報のほとんどは、相談者自身がメールに書かない限り、カウンセラーが把握することはできません。そのため、相談者から情報が提供されるように、回答者が積極的に働きかけることが必要です。メールのやり取りの中で質問して相談者から直接情報を得ることはもちろん、カウンセリングのシステムや手続きの工夫により、情報を取得することもできます。

　具体的には、問診票のようなフェイスシートに相談者自身の情報を記入してもらう方法が考えられます。例えば、性別、年齢、居住地などの個人属性、家族構成や同居者の有無、職業や職場に関する情報など、クリニックや相談室で用いられる問診票のような入力画面を相談システムに設けることで、相談者から直接必要な情報を取得することができます（図２−２）。事例Aの相談メールには、相談者の背景情報として、個人属性、今までのキャリア（入社15年目）と職場であったこと（転職）の情報などを、相談フォームで入力を求めた個人情報とメール本文の内容から読み取ることができます。初回相談時にこのような情報を得ることができれば、迅速に相談者の状況を把握することができ、メールやり取りの回数を減らして、スピーディーに問題状況に対する対処について返答することができます。

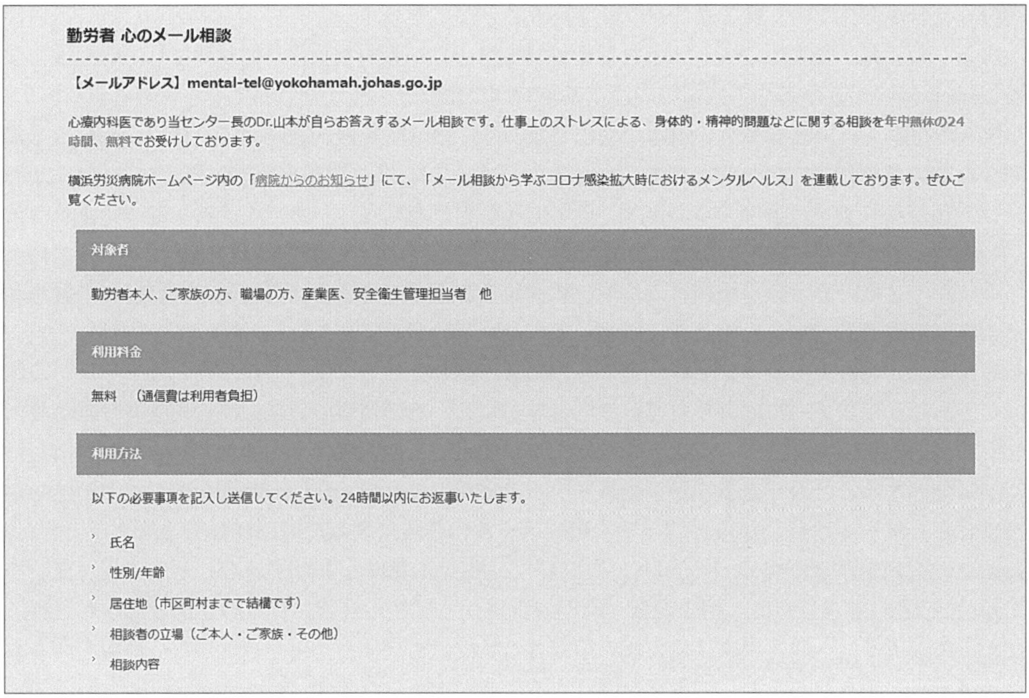

勤労者 心のメール相談

【メールアドレス】mental-tel@yokohamah.johas.go.jp

心療内科医であり当センター長のDr.山本が自らお答えするメール相談です。仕事上のストレスによる、身体的・精神的問題などに関する相談を年中無休の24時間、無料でお受けしております。

横浜労災病院ホームページ内の「病院からのお知らせ」にて、「メール相談から学ぶコロナ感染拡大時におけるメンタルヘルス」を連載しております。ぜひご覧ください。

対象者

勤労者本人、ご家族の方、職場の方、産業医、安全衛生管理担当者　他

利用料金

無料　（通信費は利用者負担）

利用方法

以下の必要事項を記入し送信してください。24時間以内にお返事いたします。

- 氏名
- 性別/年齢
- 居住地（市区町村までで結構です）
- 相談者の立場（ご本人・ご家族・その他）
- 相談内容

図２－２　横浜労災病院勤労者メンタルヘルスセンター「勤労者心のメール相談」サービス案内画面
（https://www.yokohamah.johas.go.jp/medical/mhc/consultation.html）

相談メールを読む　ポイント

- 相談者の立場に寄り添う姿勢で、見立てと対応を考えながらサラッと読む
- 最後の文章やタイトルから、相談者のニーズを把握する
- できるだけ多くの情報を読み取って、素早く見立てと対応を整理する
（個人属性などの情報、メールの書き方、文字以外の情報、メール本文の長さ　等）

3. 回答メールの作成方法

　メール相談の回答者は、相談者から送られてきた相談メールから情報を読み取って見立てを行い、相談者に必要なサポートをまとめます。相談者に必要な対応が整理できたら、できる限り早く回答メールを作成して返信します。本節では、相談メールから情報を読み取った後、どのように回答メールを書いて返信するかについて、事例Aに対するドクター山本の回答メール（図2－3）を用いて説明します。

○月27日　PM0：29
メール拝見しました。おつらいご様子、伝わってきます。上司にいわれたこと（その行動も含め）かなりきつかったのですね。
あなたも分析しているように多分、上司もそのとき、忙しくて大変な状況だったのでしょう。人間、ストレス状態にあると、他人のことをあまり気にしない言動をしてしまいますね。
私も時々同じようなストレスに悩むことがあります。そんなときに、私の愚痴を聞いてくれる仲間がいることですごく救われています。あなたの場合、職場の上司との人間関係に悩み、さまざまなストレス症状が起きているようです。このメール相談でもいいですし、電話相談でもよいでしょう。いや、ぜひ、職場の中にあなたのお話を聞いてくれる人をたくさん見つけてください。今まで困難な状況の中でも人間関係を切り開いてこられたあなたなら必ずできます。
また、あなたもおっしゃっていますが、会社を一歩出たら仕事のことはなるべく忘れて、思い切り自分の時間を楽しむことも必要です。いわゆるオンとオフの切り替えです。自分に合ったストレス解消法を実践することでストレス症状は軽快します。
一度しかない人生です。自分を信じ、仲間を信じ、将来の幸せを信じて、今の職場で頑張ってください。

図2－3　事例Aの相談メールに対するドクター山本の回答メール
（ドクター山本のメール相談事例集（山本、2011）より抜粋）

共感と見立てを文字にする

　カウンセリングを行うためには、様々な心理療法や精神医学などの専門知識やスキルを学ぶトレーニングが必要とされますが、カウンセラー自身が相談者の苦悩を経験しているかのように相談者の気持ちに寄り添うことは、カウンセリングの基本姿勢です。この姿勢は、カウンセリング手段と関係なく有用であり、メールを用いたカウンセリングを行う際にも必要とされます。

　相談者は、相談メールの中に、悩みの状況やそれに対する自分の気持ちを書いて送ります。メールでは表情や頷きなどの非言語的コミュニケーションを使うことができないため、回答者であるカウンセラーが相談者の気持ちに寄り添い共感したことを文章化して返信することは、相談

者の話を傾聴する姿勢を示すことと同時に、両者のラポール形成のための重要なポイントとなります。また、回答者が相談メールから相談者の状況をどのように把握したかについてもフィードバックし、相談者に確認を求める必要があります。回答者が相談者の状況を誤解していないか、飛躍的な解釈をしていないかを相談者に確認してもらうためにも、相談メールから読み取った情報と回答者の見立てを、きちんと文章化して返信することが求められます。メールを用いたカウンセリングでは、対面で行うコミュニケーションに比べて、カウンセラー自身の考えをストレートな表現で返信するほうが、相談者に伝わりやすいことがあります。

　そうすることで、カウンセラーは両者の間に生じた理解のズレにも気づくことができます。また、見立てを行うために足りない情報がある場合には、相談者にそれについて質問し、確認する作業が、次のメールのやり取りで行うべき作業となります。例えば、事例Aに対するドクター山本の回答メールでは、相談者の辛い気持ちに共感を示す言葉からメールが始められています。続いて、相談者のストレッサーとなっている状況を整理し、その対応策として、心理援助や周囲のソーシャルサポートを利用することと、ストレス解消法を持つようアドバイスが行われています。

　このように、相談者の状況や気持ちを受け止めて理解を示すことで、両者間の信頼関係も形成され、相談者は安心して相談を受けることができますし、カウンセリングとしての治療的な効果をもたらします。

スピーディーに返信する

　メール相談では、回答者が相談者にメールを返信するタイミングにも注意が必要です。同時的な対応が難しいメール相談では、迅速な返信が対応の基本となります。相談者はサポートを求めて相談メールを送ったわけですので、回答者からの返信を待ちわびていることが想定されます。回答者から早く返信を受け取ることができれば、相談者は自身が直面している問題状況への対処を、早期に開始することができます。

　また、回答メールの迅速な返信により、相談者の心身の苦しみも早期に軽減される可能性が生まれます。メールによる支援では、相談と回答の間には時間差が生じ（非同期性）、相談者と回答者の間に物理的な距離もある中で支援が行われます。中には、対応が難しい相談もあるでしょうし、返信方法に限界を感じる事例もあるかもしれません。特に、相談者自身で問題をコントロールすることが難しい場合や、問題解決のために利用可能なサポートを十分に得ることができない相談者にとっては、回答者から共感的なメッセージを早期に受信することが、効果的なサポートとなり得る場合もあります。

　一方で、ドクター山本は、相談内容によっては時間をかけて相談者に考えさせることで、相談者の体調や抱えている問題の改善が促進される場合もあると言います。例えば、夜中に送られてきた相談メールに対して、寝る前にできる限り早く返信したほうが良い場合もあれば、翌日になってから返信したほうが相談者にとってより良い治療的な効果が得られる場合もあります。事例Aの場合、ドクター山本は相談メールを受信した次の日に回答メールを送信しました。この事例では、相談者のメンタルヘルス不調の重篤化の可能性が高くなく、相談者が自ら対処できる力を持っていると見立てを行い、即座に返信するよりも一定の時間を置いてから具体的な方法を伝える対応をドクター山本が選択したものと考えられます。

　メール相談の場合、相談内容も多様ですが、相談者のメンタルヘルス不調の程度の幅も様々です。中には、事例Aの相談者のように仕事や日常生活は送ることができる程度の健康度を保って

いるものの、強いストレスが原因で一時的にメンタルヘルスを崩している相談者もいます。日常生活を送ることができる健康状態であるからこそ、相談者は非同期的なサポートが受けられるメール相談を利用したのかもしれません。

　つまり、高リスク者ではない相談者は、通院や薬物治療ではなく、短期間で少ない回数のカウンセリングを受けることによって、心理的不調が改善されることも多くあります。このように、相談者自身が回復へ向かうことができるよう働きかけるために、メール相談を活用することもできます。ドクター山本は、回答メールに対して一定期間後（例えば、明日、1週間後、1か月後など）に、その経過について返信するように相談者に伝えることがあります。この間に、相談者は自分の状況や気持ちについて振り返るかもしれません。対面や電話で行うカウンセリング中に生じる沈黙の時間や宿題が、この期間に当たると考えられます。回答者から届いた回答メールを読み返し、自ら内省する時間を持つことで、相談者が自ら気づきを得て自然に回復する力が機能します。

　回答者も相談者と同様に、受信した相談メールを読み直し、回答メールを書き直すことができます。しかし、限られた情報から相談者の状況を把握するためには、推測や想像による補完が行われ、回答者の思い込みや偏見が、相談者に対する誤解や間違った解釈を引き起こす恐れもあります。そういった意味でも、ドクター山本は最初に相談メールを読んだ際に思い浮かんだ相談者に対する印象に基づき、相談メールから読み取った相談者の状況とそれに対する対応策をまとめ、できる限り早く回答メールを送ることが良いと指摘します。メール相談では、回答メールに書く内容だけでなく、メール送受信のタイミングが相談者にもたらす影響や相談者にとって適切な相談ペースなどを判断する能力が、カウンセラーが獲得すべき重要なスキルとなります。

相談者のレジリエンスを高める

　メール相談の場合、相談者と回答者との間で行われるやり取りそのものが記録として残ります。相談者にとって回答メールは、自分の悩みについて専門家からもらったアドバイスとして何回も読み直すことができるため、回答メールの内容が相談者に与えるインパクトやその影響は長く続く場合もあります（Cook & Dolye, 2002）。ドクター山本は、メール相談を通じて、相談者の傷ついた気持ちに共感と理解を示し、相談者の回復に向けた対処行動を具体的提案によって動機づけ、勇気づけの言葉を返し、相談者のレジリエンスに働きかけます。

　ドクター山本は、メール相談の利用によって、相談者に“サポートにつながっている”と感じさせることが重要だと強調します。自分が困った時に助けを求められる対象があると認識しているだけでも、相談者にはサポートとなります。そのため、相談者がメール相談を、いつでもどこからでも利用可能なサポートとして認識できるよう働きかけることも重要です。事例Aに対するドクター山本の回答メールでは、「あなたなら必ずできます」や「ストレス症状は軽快します」というポジティブなメッセージが書かれていますが、ただ褒めるのではなく、相談者の過去の経験や相談者が持つ資源を生かした具体的な対処案を提示し、回復できる可能性を示します。

　最後には、「一度しかない人生です、自分を信じ、仲間を信じ、将来の幸せを信じて、今の職場で頑張ってください。」といった、ドクター山本ならではの言葉を使った肯定的なメッセージで回答メールが締めくくられています。ドクター山本流メール相談では、相談者の状況についての具体的アドバイスだけではなく、状況を俯瞰した一般論としての助言を加え、それを相談者の今後についての肯定的なメッセージとする手法がしばしば使用されています。相談者がそのメッ

セージを読み返すことは、相談者自身の今後のセルフケアマネージメントスキル向上にも役に立つでしょう。

メールでできる支援を考える

　心理援助を行う際に重要なことは、相談者が求めている支援をすることですが、メール相談で同時に考慮すべき点は、メールを用いてできる支援をすることです。メールというツールを用いたカウンセリングは、対面によるウンセリングに比べると多くの限界や制約が存在することは事実です。しかし、本当にメンタルヘルス不調の重篤化の可能性が高く、緊急対応を求めている相談者であれば、メールではなく対面や電話などの即時に対応してもらえる相談手段を利用するか、通院を選択したかもしれません。

　つまり、相談者は複数の相談手段の中からあえてメール相談という手段を選んだのであり、メールのやり取りを通じて相談者が実行できるサポートを提供することが、回答者であるカウンセラーには求められます。もちろん、回答者は相談メールから相談者の不調の程度を推し量り、メールで対応可能かどうかを判断する必要があります。メール相談での適切な対応が難しいと判断した場合は、他の専門機関や相談手段につなげる対応（リファー）を検討しなければならず、そういった判断を行うための臨床経験や専門知識を身につける努力も忘れてはなりません。相談者の不調状態によっては、専門機関からのサポートを利用することを勧める必要がありますが、事例Aのドクター山本の回答メールでは、周囲のソーシャルサポートを活用することと、セルフケアとしてストレス解消法を実践することを勧めています。

　どういったアドバイスや対応をするかは、相談者の状況とメールでできる支援、回答者のカウンセラーとしてのスキルや経験などによって異なり、メールを使って実行することができる支援はどこまでなのかを考慮して、相談者にとって適切な支援を考えることが重要です。

回答メールを作成する　ポイント

・相談者への共感の気持ちや見立てと対応は、文字で具体的に表現して返信する
・できる限り早く返信する
・相談者のレジリエンスを高める勇気づけの言葉を用いる
・メールでできる支援を考える
・誤字脱字によるミスに注意を払う

4. メールを用いたサポートを行う 支援者としての心構え

　ドクター山本は、20年間にわたり、メール相談の回答者として対応し続けています。ここでは、メール相談に関心のある支援者や、既にメール相談を行っているカウンセラーに、ドクター山本の豊富な経験から窺える、メールを用いた心理援助を行ううえで持つべき姿勢や心構えを提案します。

「カウンセリングを評価するのはクライエントである」

　カウンセラーがカウンセリングを行う際に最も重視すべきことは、相談者との信頼関係といっても過言ではないでしょう。カウンセリングに影響を与える変数は極めて多く、相談者やカウンセラー、環境など、様々な要因が影響します。しかし、実際にカウンセリングが相談者の回復にどのような影響を与え、それがどの程度効果的だったかは、相談者の評価によって決まります。ドクター山本は、「カウンセリングのスーパーバイザーは、"相談者" である」とよく言います。カウンセリングは、相談者からのフィードバックを受け止めつつ、常に軌道修正しながら進めていく姿勢が大事です。

「メール相談を通じて役に立つことをする」

　メール相談を行ううえでカウンセラーが持つべき基本姿勢は、相談者の役に立つことです。相談内容や相談者の状態によっては、メールによる心理援助だけではサポートできない場合もありますが、その時は、できる限り早く返信し、適切な支援に結びつけることが相談者にとって役に立つサポートとなります。

　また、ドクター山本は、相談者だけではなくカウンセラーにも、メール相談による心理援助活動が役に立っていることが重要だと言います。メール相談を通じて心理援助に関わることに対して自分なりの明確な目標を持つことでモチベーションが高まり、それが質の高い支援を実現すると、ドクター山本はアドバイスします。ここで言う目標は、自己研鑽、カウンセリングスキルや知識の向上、困った人を助けたい、社会貢献をしたいなど、何でも良いと考えられますが、目標を持ってメール相談に挑むほうが、心理援助の質を向上させるでしょう。つまり、相談者に役に立ちたいというカウンセラーの心構えが、カウンセラー自身のスキルを向上させ、結果的にはそれが自己研鑽となります。

「"つながる" ことに意味がある」

　メール相談を利用しようとする相談者は、相談メールの中でどうしようもない厳しい状況や心身不調の状態について訴えますが、すべての相談者が、回答者に何らかの支援を求めてメールを送っています。ドクター山本は、このような相談者に対する一番の支援は "つながる" ことだと

言います。周囲に助けを求めることができない、また、助けを求められる相手がいない状況であるからこそ、相談者は相談メールを送ったのでしょう。一人で悩みを抱え込んで孤立している状態で、ようやくメール相談というサポートにつながったかもしれません。

　このような相談者のために、メール相談の第一の役割はつながることであり、もう少し正確に言えば、相談者に対しサポートにつながっている感覚を持たせることです。困ったら相談可能な相手がいると思うだけでも、相談者にとっては精神的な支えとなり、安心感を保つことにも結びつきます。そのため、できる限り早い返信によって、少しでも早く支援に"つながる"感覚が持てるよう心掛けることが、相談者の回復に結びつくサポートとなります。

「個性や独自の視点を活かして対応する」

　メール相談でも対面カウンセリングでも、基本的な技法や相談者への接し方は共通していますが、具体的な対処方法の提案やアドバイスの際には、カウンセラー自身の経験や個性を生かした独自の提案をすることが良いと、ドクター山本は強調します。カウンセラー独自の色がある対処案や表現を使用することで、相談者との関係形成も効果的に進むと考えられます。

　もちろん、相談メールへの返信方法に一定のルールは必要だと考えられますが、決まったフレーズを頻繁にコピー＆ペーストし、ほとんどの回答者が一貫して使用する表現を多用すると、AI（Artificial Intelligence，人工知能）による対応と変わらないことになる恐れがあります。実際に、メールやSNSで行われる心理援助の場では、ありきたりな表現の返事に対して、「あなたはAIですか？」と反問する相談者もいます。自分が知りたい情報を簡単に手に入れられる社会で生活している今、AIのように正確な知識や情報を返信するだけの回答メールは、相談者にあまり響かないかもしれません。

　響かないメールには、回答者と相談者との間のラポール形成や治療的な効果が期待できないと考えられます。特に、メール相談の経験の浅いカウンセラーの場合、書き方や対応の見本のような正解を学ぼうとしますが、それに対して、ドクター山本は、自分の個性や強みを生かして作成した回答メールこそが相談者に伝わりやすいと諭します。回答メールに、"こうであるべき！"と言える正解はありません。回答メールの良し悪しは、各々の相談者がジャッジするのであり、回答者が自分の知識、スキル、経験などを活かして、責任を持って回答すれば、それが良い回答メールとなるとドクター山本は強調します。回答者個人に特有な表現や書き方がメール内に見られ、時には回答者が自己開示したりすることは、AIと共存する今の時代において、逆に人間味があり、それが相談者に響きやすいメールと言えるかもしれません。

　ドクター山本のメール相談には、心療内科医という立場であるからこそ行うことができる対応もあり、長年の経験やドクター山本の個性によって出来上がった特徴もあるでしょう。裏を返せば、心理援助を行う専門家としての教育を受け、スキルや経験を持っているからこそ書くことができる回答メールもあると考えられます。カウンセリングに関する経験や教育だけでなく、女性／男性としての経験、社会人としての経験、海外在住の経験、子育て経験など、各々のバッググラウンドから心理援助の実践に活かすことができるスキルや知識も数多くあります。このような、自身が持っている資源を最大限に活かして書いた回答メールが、相談者に最も伝わると考えられます。十人十色の相談と回答があって良いのではないでしょうか。

「自己管理はサポートの質を高めるカギである」

　心理援助を行うためには、カウンセラー自身の心身の健康を維持することも重要です。特に、心理的な健康に問題が生じると、相談者の辛い心境を聞くことも困難になり、時には、相談者との間に転移・逆転移が生じてしまう恐れもあります。また、カウンセラーの都合により担当していたカウンセリングができなくなった場合に、相談者の心理的な側面やカウンセリングにも影響を与えかねません。自分の健康面だけでなく、他の仕事や家庭などとメール相談の心理援助との両立のためにも、時間管理を含む自己管理が求められます。

　ドクター山本は、心療内科の医師として病院で診療を行うと同時に、24時間以内に対応するというルールに基づき「勤労者心のメール相談」に寄せられたすべての相談メールに対して回答しています。そのため、医師としての診療とメール相談の両立やワークライフバランスのためには、健康面と時間の管理が重要であると強調します。特に、24時間以内に返信するというドクター山本流メール相談のルールを守るためには、旅行などの趣味や個人のライフスタイルも制限されることが想像されます。

　ドクター山本の講演会や講座などに参加した人は、ドクター山本特有のパワフルな姿や年齢を感じさせないメール相談に対する情熱的な姿を目にすると、そのエネルギーに圧倒され、「先生の元気の源は何ですか？」、「先生のパワーはどこから出るのです？」、「先生からパワーをもらいました」との質問や感想を残します。

　ドクター山本は、意識的に自己管理を行うことが、メール相談を通じた心理援助の質を高めると言います。さらに、自己管理ができると、自分のキャリアや生活全般はもちろん、人生においても可能性が広がると、自己管理の重要性についてアドバイスします。

　まず、健康管理のためには、食事や運動などの誰もが行う健康管理を、率先して行うことが必要です。すでに、知られている情報や自分なりの健康維持法があればそれをやり続けることが大事です。また、ドクター山本が実践している「ストレス一日決算主義」（図2－4）も大変参考になります。

> **S** ports （記録より、楽しみ）
> **T** ravel （自然とのふれあい）
> **R** ecreation & Rest （遊びと休養）
> **E** ating （食事・会食）
> **S** inging & Speaking （歌うこと、話すこと）
> **S** leeping, Smile & "Sake" （睡眠、笑顔、適量のお酒）

図2－4　ストレス解消10か条
山本晴義「ストレス一日決算主義」（NHK出版）より

　ドクター山本は、時間管理のために、毎月詳細なスケジュール表を作成していますが、そこには、仕事以外にも、移動時間、趣味やプライベートな約束なども、事前に予定を決め記されています。そうすることで、空いている時間が視覚化でき、その時間を有効に使うことがしやすくなるそうです。最近は、スケジュール管理ができるスマートフォンのアプリも数多く普及しており、自分が取り組みやすい方法やツールを見つけて自己管理を実践することが可能です。

5. "ドクター山本流メール相談"のエッセンス

　ドクター山本は、心療内科医としての臨床経験に加え、メール相談に対応してきた経験の中で形成された自身の哲学や生き方を示す言葉を、相談者に向けて比喩的に使うことがあります。それらは、メンタルヘルス不調に陥った状態の相談者のみならず、健康な状態の日常においても我々の考え方に大きく響くものがあります。ここでは、公益財団法人パブリックヘルスリサーチセンターストレス科学研究所が主催しドクター山本が講師を務める「メール相談メンタルサポーター養成講座」においてドクター山本が受講者の皆さんに話したメッセージの中で、心理援助を行ううえで参考となる言葉（表２−１）を紹介します。皆さんの心理援助の実践に応用できるメッセージを見つけてみてください。

表２−１　「山本語録」

１．なにはともあれ、プライバシー（事例紹介には、細心の注意をする）
２．回答メールの評価は、相談者が決める（スーパーバイザーは相談者である）
３．十人十色の相談と回答メール（回答者複数制の意義）
４．ころころ変わるのが「こころ」の語源（臨機応変の対応が必要である）
５．嘘と秘密も「こころ」のキーワード
６．見えそうで、見えないのも「こころ」（想像力を働かせるのも支援者としての能力の１つ）
７．傷ついて、気づいて、築く「健康習慣」（気づきとセルフケアのプロセス）
８．悩みの多くが「他人と過去」を変えたいこと
９．他人と過去は変えられないが、今とこれからの自分（の考えと行動）は変わりうることに気づき、気づかせるプロセスが心理療法（メール相談の奏功機序）
10．相談者が何を求めているかに、焦点を合わせる（相手の立場で回答を考える）
11．メール相談は、記録が残るから安心できる、でも慎重に
12．相談者のバックグランドを意識して回答を返す
13．自分（回答者）のバックグランドも知ってもらう
14．相談者をメール依存にさせないことも大切
15．いろいろな情報提供が添付ファイルでできる
16．困ったときは、「こころの耳※」を
17．主治医や産業医を大切に
18．メール相談の目的は、ライフ（命、生活、生き方）を大切にすること
19．死にたいと思う人に、「生きていていいのですよ」のメッセージを

20. 一日決算主義（健康的なライフスタイル）を勧める
21. 「あなたなりの生き方をしていいのですよ」のメッセージ（エール）を送る
22. 「他人の命も生き方も尊重してね」と返信する
23. 「辛い」人を「幸せ」な人にするのが、メール相談
24. 「あなたは一人ではない」というメッセージを送ること
25. ダメな自分を責める相談者に、「ご自身を大好きになってね」と返信する
26. 「I am OK, You are OK」のメッセージを
27. こころの安定には、「間」が大切。時間の間、空間の間、人間の間、世間の間
28. メール相談では、適度な「間」がもてる（対面・電話・SNS相談との違い）
29. メール相談のリピーターは、間が持てない人
30. 「離れていてもそばにいるよ」は、空間のメッセージ
31. 「間」がもてないのが、「間違い」や「間抜け」のもと
32. メールには「真」と「魔」の力もある。真心で返信（回答）すると魔法の力になる
33. 回答者は、「役に立っている」という実感がもてること
34. 「お役にたってうれしいです」という返信につなぐ
35. 来る者は拒まず、去る者は追わず
36. リピーターの1件も大切な1件

※厚生労働省　働く人のメンタルヘルス・ポータルサイト
「こころの耳」（https://kokoro.mhlw.go.jp/）

［引用文献］

Cook, J.E. & Dolye, C. (2002). Working alliance in online therapy as compared to face-to-face therapy: Preminary results. *Cyber Psychology & Behavior*, 5(2), 95-105.

山本 晴義（2005）．ストレス一日決算主義．NHK 出版．

山本 晴義（2011）．メンタルヘルスのヒントが見える！ドクター山本のメール相談事例集．労働調査会．

横浜労災病院．勤労者メンタルヘルスセンター．勤労者 心のメール相談．
〈https://www.yokohamah.johas.go.jp/medical/mhc/consultation.html〉（2020年7月14日）

3章

相談事例

―ドクター山本による対応ポイント解説―

山本晴義

　この章では、これまでにドクター山本が対応した様々な相談事例を紹介します。それぞれの相談事例には、ドクター山本自身による対応ポイント解説が加えられています。ドクター山本が何に主眼を置いて相談者への回答メールを作成しているのかを、メールのやり取りとともに確認しましょう。また、相談者に対して読者の皆様であればどのように返信するかも、同時に考えてみてください。

　なお、この章で紹介されている相談事例は、実際に送られてきた相談メールを参考に、相談者のプライバシーを考慮して作成しています。

1. 新型コロナウイルス感染症の影響

　新型コロナウイルスの急速な感染拡大（図３－１）は、日本のみならず世界中を大きな不安に陥れています。未曾有の事態であり、不安やイライラを感じる人が増えることは当然ともいえます。もともと持病を持っていたり、周囲から孤立している（サポートを得られない）、ストレスを溜めやすい性格傾向であるなどは、ハイリスクな人たちであると言えます。加えて、自粛生活でライフスタイルが大きく変化する、運動などの気分転換がしにくいなどもあり、体調を崩すリスクは増大すると考えられます。

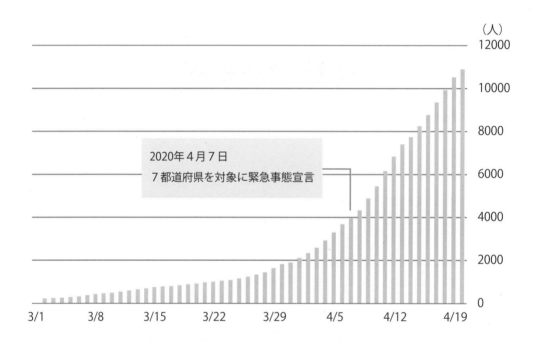

2020年4月7日
7都道府県を対象に緊急事態宣言

図３－１　国内の新型コロナウイルス感染症累計感染者数の推移
厚生労働省発表情報に基づくデータ。クルーズ船の乗員、乗客らを除く

事例1 ネット情報を読むと不安になる

相談者：40代女性、主婦

相談メール

2020年3月10日　9：25

新型コロナウイルスが怖いです。ですから、外出は自粛していますが、インターネットの情報を読むと不安になります。見なければいいのですが、することもないのでついネットを見てしまいます。テレビを見ても不安になります。どうしたらいいのでしょうか？

ドクター山本の回答メール

2020年3月10日　10：23

メール拝見しました。お悩みのご様子、伝わってきます。実際に診ていないので、正確なことは言えませんが、だいたいの状況は把握できます。あなたと同じように新型コロナウイルスに不安を感じている方は多くいらっしゃいます。新型コロナウイルスについて相談される人は少なくありません。

このご時世、情報を得ることは大事なことですが、インターネットだけに絞り込むのは得策とはいえません。テレビやラジオ、新聞や雑誌、そして人伝えに聞く話など、情報はたくさんあります。中には誤った情報（デマ）もあります。冷静に読めば「本当か？」と疑ってしまうような極端な内容の情報でも、不安の感情に訴えるので影響を受けやすくなってしまうのです。多角的に情報を集めることで、デマに惑わされる危険性を下げられることでしょう。

もちろんインターネット検索は便利なツールです。もし、インターネットを見て不安になってしまうというのでしたら、逆にそのインターネットで「不安解消法」を探してみるのもよい手段です。

新型コロナウイルスに関連する情報を検索すれば、どうしても不安につながる情報を多く目にすることになります。それならば、あなたの趣味について調べてみたり、時にはご主人が興味を持っていることを調べて、夫婦の会話の話題にするなど、インターネットを「自分にとって都合のいい道具」として利用することがよいでしょう。

📎 対応のポイント

インターネットはたくさんの情報を得られるメリットがあると同時に、この相談者が陥ってしまうようなデメリットもあります。回答としては、相談者の不安を受け止めながら、視野を広げてポジティブな視点を促すのがよいでしょう。

語録：インターネットは、諸刃の剣

事例 2 自粛自粛でストレスがたまります

相談者：30代男性、フリーター

相談 メール

2020年3月14日　15：45

テレビを見ていますと、何もかも「自粛」することが本当に正しいのか疑問です。ストレスが溜まるばかりで、かえって不健康になるような気がします。気分転換に外出することや、ストレス解消に散歩するのは、本当にいけないのですか？

ドクター山本の回答メール

2020年3月14日　18：20

メール拝見しました。あなたと同じような「自粛」に関する相談や質問を多く受けています。お気持ちはよくわかります。もしかしたら、年齢的にも若くて元気なあなたには、政府が求める「自粛」は、やり過ぎに聞こえるのかもしれません。

しかし、私たちはまだ、「目の前の敵である新型コロナウイルスのことをあまりにも知らな過ぎる」ということもまた事実なのです。政府も、感染症の専門家も、初めて見る未知のウイルスを前に、模索しながら策を講じている状況です。

また世界中で高齢者を中心に、決して少なくない数の死者が出ていることも確かです。それならば、まずは私たち一人ひとりが感染予防に努めることを第一に考え、行動するべきではないでしょうか。

厄介なことに、新型コロナウイルスは、たとえ無症状でも人に感染させると言われています。レジャーなどを自粛することは、自分自身を守るための予防行動であると同時に、身近な人を守るための行動だと考えて下さい。国民がまずやることが、不要不急の外出を控えることです。「何もかも」とおっしゃいましたが、気分転換に人の「密」を作り出すような不要不急の外出は禁止ですが、気分転換そのものは禁止ではありません。こんな時こそ、何ができるか、今できることに目を向けてみてください。自粛生活を送る中で、部分的に「これはちょっとやり過ぎかな？」と思うことがあるかもしれませんが、「自粛」にやりすぎはありません。決して無駄なことではない、国民一人ひとりがまずやるべきことと考えてください。

対応のポイント

　私は医者として伝えるべきことを伝えなければなりませんが、だからと言って頭ごなしに否定してしまっては、メール相談の意味が薄れてしまいます。一定の理解を示しつつ、相談者の行動変容につながることが大切だと考えての回答です。

語録：ピンチはチャンス、チャンスはチャレンジ、チャレンジはサクセス

事例 3 スポーツクラブに通えず辛いです

相談者：50代男性、団体職員

相談メール

2020年3月20日　13：48
若い頃からの運動好きで、家でじっとしていることが耐えられません。メンバーになっているスポーツクラブは休館となりました。気が滅入ってしまいます。

ドクター山本の回答メール

2020年3月20日　15：56
メール拝見しました。私も週に4回はスポーツクラブに通っていたので、あなたの気持ちはよくわかります。

でも、私は年齢的にもハイリスク群であり、日中は病院という、こちらもリスクの高い職場にいることもあり、当面は我慢しようと思っています。

たしかに体を動かせないことに不自由は感じると思いますが、そんな中でもできることはたくさんあります。

体を動かしたいのなら、自宅でできる筋トレもあるし、3密（1．換気の悪い「密閉」空間、2．多数が集まる「密集」空間、3．間近で会話や発声をする「密接」場面）に注意して、家の周りなど人の少ない場所での散歩でしたら感染のリスクも少ないでしょう。

家の中の模様替えや大掃除など、普段は忙しくて中々できないことに挑戦してみるのもいいでしょう。意外に体力を使うし、奥さんやご家族にも喜ばれるのではないでしょうか。

「ピンチはチャンス」です。与えられたこの時間を、「生活を見直すこと」に充てて工夫することで、気分転換をしてみてはいかがでしょう。

対応のポイント

　普段から運動を日課としている人にとっては、運動ができないことはストレスが溜まることでしょう。しかし、もともとストレス解消法を持っている健康的な人ともいえます。エネルギーを別のストレス解消法やポジティブ思考に転換することがよいでしょう。

運動習慣と心身の健康

　「身体を動かさないのは健康によくない」、「運動不足は生活習慣病を引き起こす」ということは、誰でもよく知っています。さらに、運動習慣がある人とそうでない人とでは、ストレスへの対応能力も違ってくるのです。運動習慣のない人は、どうしても心身

のバランスを崩しがちです。私どもの看護師を対象とした研究（山本，1997）では、運動習慣のない人は、ある人に比べて、身体症状や精神症状を、有意に多く訴えていました（表3－1）。

表3－1　運動習慣の有無による自覚症状の違い

症状分類	具体的症状
身体症状	背中が痛む、胸が痛む、肩が凝る、疲れやすい、胸やけがする、頭が重たい
精神症状	陰口を言われているようだ、人混みの中で気分が悪い、寝つきが悪い、何かするのにおっくうである、朝起きると気分が悪い、言いたいことがうまく言えない

語録：やってみて、言って聞かせて、させてみて、誉めてやらねば、人は動かず（山本五十六）

事例 4　夫婦の会話を鬱陶しく感じています

相談者：60代男性、管理職

相談メール

2020年3月25日　15：32

定年間近な管理職です。新型コロナウイルス対策で、社員は在宅勤務が指示されました。今までは、土日も出勤するような仕事人間を自負していましたが、新型コロナウイルス対策で、会社には来ないように指示され、平日も週末も家にいることが多くなりました。家でやれる仕事も限られており、これだけ長い期間を夫婦だけで過ごしたことがないので、お互いに鬱陶しく感じています。夫婦の会話のネタもありません。自分の部屋に閉じこもってばかりいると妻から非難されます。自粛生活で外出もできません。結構、辛いです。

ドクター山本の回答メール

2020年3月25日　16：03

メール拝見しました。実際に診ていませんが、大体の状況は把握できます。年齢から推察すると、あなたには、定年退職までそれほど多くの時間はないのではないでしょうか。

もしそうなら、今が絶好のチャンスです。この機会に奥さんとの会話に馴れるトレーニングをしてみてはいかがですか。

夫婦間の会話に馴れていないのは、あなただけではなく、奥さんも同じです。それならば、今のうちに二人で話をすることに馴れておくことで、定年後の夫婦間の関係性を良好に維持しやすくなるでしょう。

「会話のネタがない」とお困りのようですが、会話の話題はわざわざ考えて作り出すものでもありません。例えば二人でテレビを観ながら、思い浮かんだことを好き勝手に言い合えばいいのです。

今ですとテレビの話題も新型コロナウイルスのことばかりですが、それならそれで構いません。世界を恐怖に陥れたこのウイルスに対して、あるいはそれに対する各国政府の対応について、あなたの考えを自由に口にすればいいのです。

あなたは、テレビ番組のコメンテーターではありません。家の中での発言ですから、何でも言いたいことを言って、自由に発言してみてください。そこから必ず会話は生まれます。

もともとお互いに好きで夫婦になったお二人でしょうから、会話がストレスになることはないと思って、ぜひ試してみてください。すぐに楽しくなるはずです。

　「コロナ離婚」という言葉もあるようですが、定年後の環境変化と夫婦のあり方の問題が、新型コロナウイルス感染症の拡大で前倒しになって訪れたような印象を受けます。会話が生れることで関係がスムーズになり、ストレス軽減になることも多くみられます。会話がないことを「仕方ない」と思っている人もいますが、会話はきっかけや慣れの部分も大きく、ひとつのスキル（技術）と考えて練習してみるのも方法です。

語録：あれから40年（綾小路きみまろ）は、コロナ禍で現実に

事例5　妻が極度の心配性です

相談者：50代男性

相談メール

2020年3月28日　12：34

妻は専業主婦です。新型コロナウイルス対策で、私は、現在時差出勤をしています。10時に家を出て、8時に帰宅する毎日ですが、妻が極度の心配症で、いつ終息するかもわからない中、ニュースを見て息苦しさを感じることもあるようです。そんな妻を見ていて私までが不安で押しつぶされそうになることもあります。

ドクター山本の回答メール

2020年3月28日　14：23

メール拝見しました。お悩みのご様子、伝わってきます。実際に診ていないので、正確なことは言えませんが、だいたいの状況は把握できます。新型コロナウイルスに不安を感じての相談も多く受けています。

「不安が伝播する」ということは、夫婦でなくても実際にあります。特にいま起きている不安は、この非常事態に終わりが見えないことから来るものです。

この不安を解消するには、考え方を変えるのが効果的です。そこで私がお勧めするのが、「いまは」という一言です。

「感染拡大が終息しない」と不安になるのなら、その前に「いまは」を付けて、「いまは感染拡大が終息していない」にしてしまうことです。「いまは」をつけることで、「いずれは終息する」ということになります。これはあらゆるネガティブなことにも使えますので、ぜひ覚えておいてください。

どんなにつらい状況、困った事態に陥っても、それはいずれ終わります。つらいのは「いま」であって、その苦痛は必ず終わるのです。

ただ、奥様が極度の心配から身体症状を呈していることはご心配ですね。一度、心療内科などメンタルヘルスの専門医に相談されることをお勧めします。精神の不安定や不眠にも、安全で効果のある薬があります。医師に相談するだけで落ち着きを取り戻す人は、少なくありません。何より夫であるあなたの心配も大きく和らぐはずです。

📖 対応のポイント

　私たちは、目に見えない（終息が見えない、解決できない）物事に対して、不安や恐怖を抱きます。高じると心配の域を超えて、精神の不安定や不眠などの症状へと発展してしまうことがあります。その場合には、はやめに専門医を受診しこじらせる前に対処することで、ストレス性疾患を防ぐことができます。

語録：過ぎたるは猶及ばざるが如し

事例 6 マスクしていない人を見ると文句を言いたくなります

相談者：60代男性、無職

相談メール

2020年4月10日 15：48

もともと短気な方だと思いますが、自粛が続く中、次第にイライラするようになりました。買い物などで外出した時に、電車の中でマスクもせずに咳をしている人を見ると、文句を言いそうになります。いつかもめごとに発展しそうで心配です。そうならないための、何かアドバイスあるでしょうか。

ドクター山本の回答メール

2020年4月10日 20：08

メール拝見しました。お悩みのご様子、伝わってきます。だいたいの状況は把握できます。「咳エチケット」は、手洗いとともに感染症対策の基本として、厚生労働省でも強く注意喚起していますので、このご時世で「咳エチケット」を守らない人にイライラするのは当然のことです。それでも、ひとこと言いたい気持ちを飲み込んでこらえているあなたは立派です。

目の前のストレスへの対処法は4つあります。

１．闘う　２．逃げる　３．無視する　４．友達になる

どれを選ぶかは、その人の性格や状況によって違います。闘うことでストレス源を制圧することもあるし、仲良くなって味方にしてしまうこともあるでしょう。

ただ、ストレス源が「咳エチケットを守らない人」であるなら、答えは２.の「逃げる」以外にありません。注意したり我慢したり、まして口論などして、もし相手が感染者だった時に受けるこちらのダメージが大き過ぎます。

あなたのよいところは、自分のことを短気と自覚しているところです。自分の性格は簡単には変えられませんが、行動は比較的容易に変えられます。

あなたが腹を立てたときに「口論を吹っ掛けない」という対応を意識して実践し続けることができれば、あなたの性格は短気のままでも、行動自体は短気ではなくなります。そして、その意識に基づく行動をとり続けることで、いつしか性格も短気でなくなる可能性もでてくるのではないでしょうか。

少なくとも、感染拡大の危険のある今、攻撃的な行動は、あなた自身にとって不利に働くことが多いでしょう。予防に対しても、また自分の行動に対しても慎重であることが求められるのです。コロナ騒動が終息したら、あなたの性格が丸くなっているかもしれませんよ。

対応のポイント

　この方は自分の短所を自覚し「気づき」、自ら直そうと「セルフケア」しようとしており、まさにストレス対処の基本といえます。イライラを訴えていますが、反面、冷静さや客観性も持ち合わせています。この点を支持して、具体的なストレス対処法を示しながら、目標達成の手助けとなるように回答しています。

語録：傷ついて、気づいて、築く「健康習慣」・「人間関係」

事例 7 助けてください、死にそうです

相談者：60代男性、無職、妻と別居中、通院中

相談メール①
2020年4月30日　16：48
過呼吸　苦しい　死ぬ助けてくれ　不安だからメールください。薬が欲しい　死にそうに不安です

ドクター山本の回答メール①
2020年4月30日　16：49
お辛いご様子、伝わってきます。治療中であれば、主治医の先生の指示に従ってください。

相談メール②
2020年5月1日　8：14
返信ありがとうございます。過呼吸苦しい。息ができない。安定剤処方してもらいます。不安です。神経内科に行く。不安です。

ドクター山本の回答メール②
2020年5月1日　9：07
主治医に診てもらったら、どんなアドバイスをいただいたか、教えてください。

相談メール③
2020年5月1日　9：11
抗うつ薬と抗不安薬を一錠ずつ飲んで休むように言われました。

ドクター山本の回答メール③
2020年5月1日　9：28
適切なアドバイスです。主治医を信頼してください。

相談メール④
2020年5月1日　14：44
息ができない。不安です。薬が効いていません。主治医に相談します。

ドクター山本の回答メール④
2020年5月1日　14：52
そうしてください。

🔶 対応のポイント

　いわゆるリピーター（頻回相談者）です。5月のひと月で500件になりました（表3－2）が、主治医がいるということで、相談者の不安を受け止める手段としてのメール対応を行いました。この事例では、相談メールが1行であれば、回答メールも1行で対応しています。治療の主体は、主治医であり、頻回メールが治療の妨げにならないことを念頭に置いて、さらりと対応しています。私自身の日常生活（診察や家庭生活）には支障を起こさないことも心がけています。そのために、頻回の相談に対し、「一連の（10件の）メール拝見しました。お辛い状況、伝わってきます」という対応をすることもあります。原則的な対応をすることで、相談者に振り回されることを防いでいます。また、こうした対応によって相談者の頻回相談も終了します。

表3－2　頻回メールの例

受信時刻	タイトル	本文
5月21日 16：41	息ができない　病院に行きたい　助けてください	不安です、死ぬほど不安です。苦しい、家族と会いたい。
16：52	息ができない　病院に行きたい　何度もすいませんでした	助けてくれ、不安が強くなっています。不安なのでメールください。（おわり）
16：55	不安になった　息が出来ない　病院に行きたい	何度もすいませんでした。不安に対処できませんでした。助けてください。
17：03	息が出来ない。息が苦しい	家族に会いたい。息が苦しい。山本先生は何時まで診察ですか？少し話してください。お願いします。
17：09	仕事は遅くなりますか？	息が出来ない。コロナの感染が続きます。助けてください。不安に対処できませんでした。過呼吸苦しい。家族に会いたい、死にそうになっている。
17：20	午後も仕事中すみません　息が出来ない　助けてください	山本先生息が苦しい。助けて下さい友達に会いたい死にそうに不安になった　息が苦しい家族に会いたいパニック障害です。苦しい。今日は遅くなりますか？
17：27	息ができない　病院に行きたい　何度もすいませんでした	助けてください。友達に会いたい。苦しい夜中に起きて、不安です。
17：39	帰宅は何時ですか？糖尿病です	帰宅したら少しメールください。僕の兄弟と話ししてほしい。精神病になって兄弟と話ししてもらえない。
17：42	息が苦しい　夜中に目が覚めてしまいます。目が見えない不安なのでメールください。お願いです。	（なし）

18:03	死にそうになっています。子供たちに会いたい	孤独になっています　不安です　助けてください　お願いします。
18:09	息が出来ない　病院に行きたい　何度もすいません	死にそうになっています。過呼吸苦しい　助けてくれ。大阪京都兵庫は経済的危機が続きます。不安に対処できませんでした（おわり）。
18:14	死にそうになっています。子供たちに会いたい。	山本先生のメールは安心しています。ありがとうございます。医師の仕事は遅くなるんですね。大変ですね。
18:17	夜の仕事ですか。不安が強くなっています。	過呼吸が止まらない。不安です。助けてください。友達に会いたい。（おわり）
18:34	助けてくれ　不安が強い　死ぬ　夜中にメールは無理ですね	（なし）
18:37	息が出来ない　病院に行きたい　助けてください　友達に会いたい	（なし）
18:39	息が出来ない。子供たちに会いたい死にたいです。助けてください	息をしても過呼吸がとまらない
19:15	もう仕事終わり？	死ぬ　助けてください友達に会いたい　死にそうになっています　不安なのでメールくれ（おわり）
19:21	息ができない　病院に行きたい　助けてください	うつ病になっています。不安です。メールください。
20:51	孤独だ　死ぬ	（なし）
5月22日 05:41	孤独だ　死ぬ	起きていますか？　メールください。
09:51	夜23時から朝5時まで寝ています	睡眠薬が効いていないです。メールください。
13:18	息ができない　不安になった	コロナの流行第二波になる。逃げる訳にもいかない。怖いだけです。
5月23日 06:23	おはようございます	寂しくて不安です。メールください。

語録：来るものは拒まず、去るものは追わず

解説と対策

　自然災害など、ストレスフルな状況が長期間継続することが見込まれる場合、ストレス性疾患につながる前に予防をすることは、とても重要です。さまざまな制約の中でも、できる限りライフスタイルを整えること（睡眠や食事のバランス、室内でのストレッチなど）や、身近な人との会話、そして環境変化について敢えてポジティブにとらえようとする姿勢を持つことが大切といえます。

　このトピックスでは、新型コロナウイルス感染症についての一般市民からの不安やイライラ、憂うつなどの症状、夫婦関係などの相談事例を採用しましたが、医療現場で、自らの感染の不安を抱えながらも必死に仕事をしている医療従事者が大勢いることも、十分承知しています。

　2020年7月初旬の時点で、新型コロナウイルス感染症に第一線で対応している医療従事者からのメール相談がないということ自体が、臨床現場の過酷な状況を表しているように思えてなりません。一刻も早い新型コロナウイルス感染症の収束そして終息を、こころから願っています。

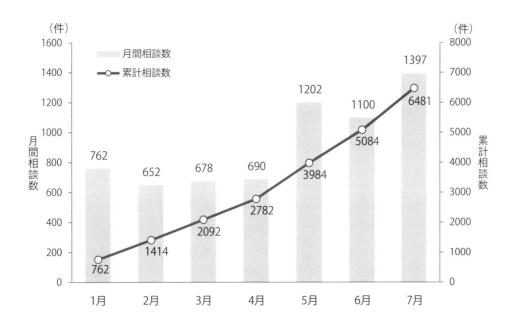

図3－2　勤労者心のメール相談の2020年上半期月別相談件数

2. 全国紙（マスコミ）報道の影響

　2013年10月2日の朝日新聞の朝刊（図3－3）に、写真入りの記事が掲載されました。マスコミ報道（特に全国紙）の影響は大きいものです。それまで月600件だった相談件数が3日間で500件という、想像以上の反響がありました。たくさんの人に知ってもらったことは嬉しいと同時に、改めてメール相談の意義を実感し、身が引き締まる思いでした。

　紹介記事の中で、「24時間以内に返信する」という点がクローズアップされたため、完璧な回答というよりは、なるべく早く返信することを心がけました。このことは、マスコミ報道後の対応というよりは、以前から実践していたことですが、この時はとにかくスピーディな返信を最優先にしました。

　したがって、普段ならよく考えて（推考して）返信するのでしょうが、この時点での対応は、読んだらすぐに反応する（反射的に返信する）ような状況であったかもしれません。メールの送受信の時間に注目すると、短時間のうちに（10分以内に）返信のある相談者も多く、やりとりが対話のようになっている事例もあります。ただ、この経験がその後のメール相談にも、とても役立っています。

　なお、記事に掲載されているメール相談用アドレスは、「mental-tel@yokohamah.johas.go.jp」に変更されています。

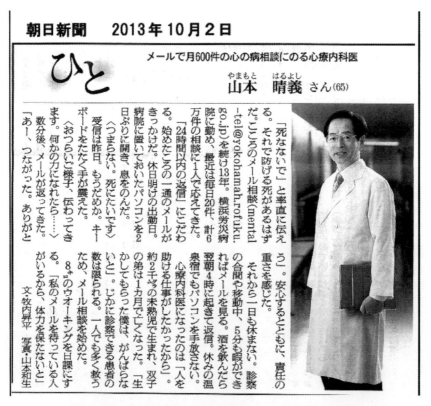

図3－3　朝日新聞（2013年10月2日朝刊）の記事

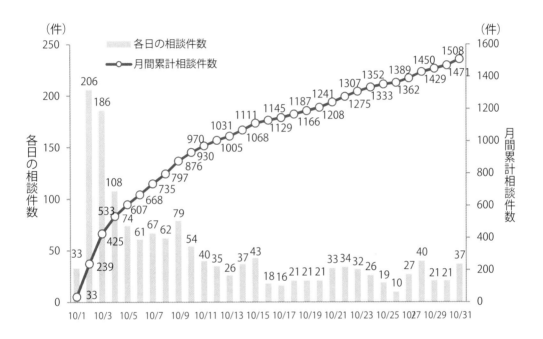

図3－4　全国紙報道直後のメール相談の件数の推移

3章 ｜ 相談事例

事例 8 "メンタルろうさい"を勧めた事例
転職後の収入減による将来の不安

相談者：40代男性、介護相談員

相談 メール① 2013年10月2日　19：26

今日の朝日新聞の記事を拝見し、メールさせて頂きました。現在44歳の男性です。最近介護職の現場を退職し、介護の相談員として転職しました。現場では、体調を崩して夜勤等の変則勤務ができなくなり、日勤だけの部署にも異動出来ず、やむ無く転職しました。妻と娘の3人暮らしです。収入は以前より下がるのは覚悟していましたが、家のローンや子供の教育費等、このままでは不安で押し潰されそうです。自分がいなくなればとは思いませんが、何か聞いてもらいたく、メールしてしまいました。先生、お身体を大事にして、活動を続けて下さい。

ドクター山本の回答メール①
2013年10月3日　8：48

メール拝見しました。お辛いご様子、伝わってきます。がんばっているお姿も想像できます。実際に診ていないので、診断や治療はできませんが、一度下記のメンタルチェックをやってみてください。その結果報告書を見て、またメール相談してみてください。
現在のあなたのストレス状況を詳しく知るために、下記の"メンタルろうさい"をやってみてください。185の質問があり、直後に「結果報告書」が提供されます。

相談 メール② 2013年10月4日　20：30

先生、"メンタルろうさい"やってみました。かなりのストレスがあり、「うつ」の得点も高いことがわかりました。また、ストレス対処に問題があることも指摘されました。精神科を受診する必要がありますか？

ドクター山本の回答メール②
2013年10月4日　22：20

メール拝見しました。ご報告ありがとうございます。「うつ」が強いようですので、一度、お近くのメンタルクリニックを受診することをお勧めします。診察の中で、今の仕事についてとこれからの生活について、主治医にご相談してみてください。きっと良いアドバイスを得ることできますよ。

対応のポイント

　マスコミ報道により、大量のメール相談がありました。メンタルヘルスのキーワード
は、「気づき」と「セルフケア」です。その具体的な方法として、"メンタルろうさい"（表
3−3、図3−5）を勧めることは、きわめて有効です。

表3−3　"メンタルろうさい"の特色

1．プライバシー保護の徹底
2．NIOSHの職業性ストレスモデルを基に
3．仕事以外の要因、個人要因をチェック
4．ストレス対処法の特性を測定するBSCPを採用
5．ライフスタイル等、セルフケアにつなげるアドバイス
6．メンタルサポートがその場で得られる
7．相談ツールと情報ページの直結

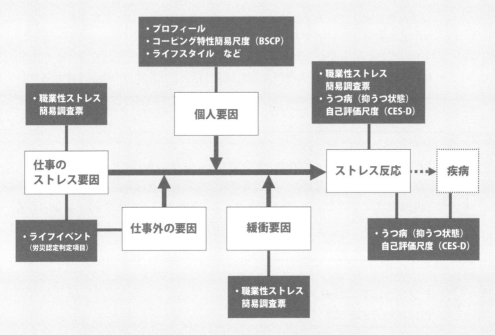

図3−5　NIOSHの「職業性ストレスモデル」をもとに作成された"メンタルろうさい"
　　　　のアセスメントバッテリー構成
　　　　　山本・桃谷・冨田（2019）をもとに作成

事例 9 "メンタルろうさい"を勧めた事例
解雇不安

相談者：40代男性、上場企業勤務

相談 メール①

2013年10月3日　3：13

私は、某上場企業に勤務する40代の男性ですが、昨今の景気悪化に伴い、本当に職場環境は悪化しています。いつ自分も解雇されるか？という不安にいつもさらされ心も不安定となり、怪しげな薬などもしばしば服用しながらも、どうにか働いています。しなければならないことはやらないといけないので、やっていますが、どう心をコントロールすれば、前向きにできるでしょうか？家族もおります。何とかやっていきたいのですが、シンドイです。サジェッション頂きたく存じます。

ドクター山本の回答メール①

2013年10月3日　12：17

メール拝見しました。お悩みのご様子、伝わってきます。あなたご自身が職場ストレスを強く感じているようですので、一度、下記の"メンタルろうさい"をやって、ストレス対処についてアドバイスをもらってみてはいかがでしょうか？それにしても午前3時のメールには驚きました。夜はきちんと眠れていますか？
現在のあなたのストレス状況を詳しく知るために下記の"メンタルろうさい"をやってみてください。185の質問があり、直後に「結果報告書」が提供されます。

相談 メール②

2013年10月3日　21：23

"メンタルろうさい"の紹介ありがとうございます。さっそくやってみました。うつの得点はそんなに高くなかったようです。ストレスは高く、原因として、職場の人間関係がよくないことと、ライフスタイルに問題があるようです。「結果報告書」に書かれているアドバイスをやれるところからやってみます。また、問題があったら、メールさせてください。

ドクター山本の回答メール②

2013年10月3日　22：20

ご報告ありがとうございます。報告書の結果を参考にして、健康的な生活を送ってください。睡眠状態がなかなか改善されないときは、メンタルクリニックを受診してみてください。

対応のポイント

　相談メールの発信時刻にも注意を向けます。クリニック受診前に、"メンタルろうさい"をやってもらい、実際に自分の結果を知ることで、相談者が納得して専門医を受診できるようになります。結果をプリントして医師に見せるのもよいでしょう。

事例 10

"メンタルろうさい"を勧めた事例

体調悪く、仕事中にため息がでます

相談者：30代女性、パート事務

相談 メール①

2013年10月9日　14：09

今年の6月にパートで事務の仕事を始めましたが、2ヶ月が過ぎた頃から体がだるく、休みの日は、ほとんど家で寝ている状態です。病院に行くのも不安があるので、がんばって仕事するようにしています。体温は平熱ですが、体調はよくありません。仕事中にため息がよくでます。身体の病気なのかメンタルなのか、自分でもよくわかりません。どうしたら良いでしょうか？

ドクター山本の回答メール①

2013年10月9日　19：16

メール拝見しました。お辛いご様子、伝わってきます。がんばってお仕事続けているのですね。実際に診ていないので正確なことは言えませんが、心療内科医の立場からは、まず身体の病気があるかどうか、お近くの内科を受診してみることをお勧めします。内科の先生に診てもらって、身体の方は心配ない、と言われたら、メンタルのチェックもしてみましょう。転職というのは、大きなストレスになります。ストレスにあうと、メンタルだけでなく、身体の方の症状もでることが多いのです。とりあえず、内科を受診してみてください。その上で、ストレス状況について、下記の"メンタルろうさい"をやってみてください。

相談 メール②

2013年10月11日　18：10

先生、メールありがとうございました。"メンタルろうさい"やる気力もなかったので、翌日、近くの内科を受診しました。検査の結果、貧血が見つかりました。その他の検査では異常はないということで、転職による疲れもあるのではないかと言われました。貧血に良い、食事指導を受けました。少し落ちついたら、"メンタルろうさい"をやってみます。

ドクター山本の回答メール②

2013年10月11日　20：30

ご報告ありがとうございます。内科を受診していただいたので、安心しました。"メンタルろうさい"は、後日ゆっくりやってみてください。お役にたちますよ。

対応のポイント

　身体症状の訴えに対しては、まず身体面の受診を勧めます。ストレスの陰に身体疾患が潜んでいることもありますし、ストレスが引き金になって身体疾患に発展することもあるからです。ストレス症状は、精神症状（イライラ、憂うつ、気力低下など）、身体症状（頭痛、肩こり、腰痛、不眠、食欲不振、疲労感など）、行動異常（ライフスタイルの乱れ、対人トラブルなど）の3側面に現れ、個人差があります。同時に〝メンタルろうさい〟を提案することは、自分の傾向を知る助けにもなり、有益です。

事例 11

“メンタルろうさい” を勧めた事例

職場の先輩からのいじめ、辞めたい

相談者：40代女性、看護師

相談 メール①

2013年10月15日 19：23

転職して1ヶ月です。常勤で入ったのですが、パートで4年いる人に、こき使われています。私の仕事が終わらないうちから、次々に用事を言いつけてきます。休憩時間になったので休憩に行ったら、「仕事しろ！」と怒られました。その方は14時までなので、休憩がないので「一緒にまだ仕事しろ」と言います。他のスタッフに、私の悪口を言っていました。

この職場に来てから、夜2〜3時間しか寝れず、職場の人が怖くて、顔が引きつります。仕事も要領が悪くなりました。いつも、冷や汗が出たり、肩がすごく凝って、朝も辛いです。師長は見て見ぬふりです。辞めた方がいいでしょうか。辛いです。

ドクター山本の回答メール①

2013年10月16日 10：13

メール拝見しました。お辛いご様子、伝わってきます。実際に診ていないので、正確なことは言えませんが、だいたいの状況は把握できます。あなたご自身が気づかれているように、職場ストレスから心身の不調がでているようですね。ストレスはだれにもあるのですが、そのことで、日常生活に支障がでているのなら、一度、メンタルの専門医（精神科医や心療内科医）を受診し、診断や治療を受けることをお勧めします。自分でできるストレス対処法については、下記の“メンタルろうさい”をやってみて、「結果報告書」を参考にしてください。

相談 メール②

2013年10月20日 18：30

“メンタルろうさい” やってみました。職場の人間関係が非常に悪いことに気づきました。ストレス対処法にも問題があることがはっきりしました。自分なりに少し努力してみます。夜も眠れるようになりました。師長さんにも相談してみたら、気持ちは少し楽になりました。少し様子をみて、それでもだめなら、メンタルクリニックを受診します。ありがとうございました。

ドクター山本の回答メール②

2013年10月20日 22：05

“メンタルろうさい” がお役にたって嬉しいです。ストレス対処をすることで、心身の症状は軽くなってきます。あなたは、看護師さんとして、これからも患者さんのために元気にお仕事することできますよ。ストレス対処法もいろいろともってみてください。

対応のポイント

　最初の相談メールで多くの具体的な症状が書かれていたので、メンタル専門医の受診を勧めました。同時に"メンタルろうさい"による自己チェックも勧めました。"メンタルろうさい"の結果を報告してくれた際には、「お役にたって嬉しいです」という返信をしています。

事例 12 セカンドオピニオンを求められた事例
40年来のうつ、この処方でよいのか

相談者：40代男性

相談メール

2013年10月5日　13：14

今、初めてメールさせて頂きます。朝日新聞朝刊に先生のご芳名が出ていましたので、相談させて頂きたく、お願い申し上げます。小生、40余年うつと付き合っております。うつの処方薬はレメロンでしたが、先月アナフラニールに変えたところ血圧は上がるし、食欲は減退するし、体は熱っぽくなるし、便秘はするので困ってしまいました。そこでアナフラニールは3日前から飲むことをやめました。先生は「微々たる量なのでやめてもいいよ」との事でした。アナフラニールをやめたことと、飲んだことによる副作用ではないでしょうか。長々となりまして申し訳ありません。よろしくご指導の程お願い申しあげます。

ドクター山本の回答メール

2013年10月5日　14：58

メール拝見しました。お悩みのご様子、伝わってきます。実際に診ていないので、正確なことは言えませんが、40年来の主治医のアドバイスは適切です。お薬には効果と副作用がありますが、薬を変更したことで、効果より先に副作用がでることはよくあります。主治医が変更したお薬は飲まなくて良い、と言われたのであればやめて様子をみてください。次回の診察のときに、その後の経過をきちんとお話しして、適切な治療を受けてください。主治医を信頼し、焦らず、諦めず、前向きに病気とつきあってください。

📖 対応のポイント

　服薬による不安の相談です。薬の変更に不安を感じる方は多くいらっしゃいます。私も診察時に質問を受けた時には、そのたびに丁寧に説明しています。このように主治医がいる場合は、主治医を信頼して、治療を続けることをサポートします。

事例 13 セカンドオピニオンを求められた事例
薬について、教えてください

相談者：50代女性

相談メール①

2013年10月10日　10：07
山本晴義先生、今服用している薬についてご指導お願いします。約3年前心臓がドキドキすることが度々あり、循環器科で心電図検査をしましたが異常は無く、更年期障害だろうと婦人科でデパス0.5を1日3錠、約2年間服用していました。動悸も落ちつきましたが、このままだと薬の依存症になるのではと主治医に相談したところ、ずっと飲んでいる人もたくさんいるので心配なしとのことでした。納得いかなかったので、近所の心療内科に変えて、メデタックス1を1日1錠服用することになりました。約半年たちましたが、私としては薬の服用をやめたいと思っています。ただ、飲まないと、動悸のような、落ちつかない感じになるので、結局飲んでしまいます。どうしたら、上手にやめることができるのでしょうか？心療内科の先生は、1日1錠なら心配ない、とおっしゃっています。

ドクター山本の回答メール①

2013年10月10日　13：41
メール拝見しました。お悩みのご様子、伝わってきます。実際に診ていないので、正確なことは言えませんが、だいたいの状況は把握できます。基本的なことですが、主治医を信頼し、治療を続けることです。そのうちに自然と薬はいらなくなります。やめようやめようと思っていると結果的に辛くなります。薬は必要だから服用しているということも知ってください。服用している薬については、処方している主治医に必ず診察の中で質問する習慣をつけてください。

相談メール②

2013年10月10日　17：42
ありがとうございました。主治医の先生を信頼して、薬をやめられるように頑張っていこうと思います。

ドクター山本の回答メール②

2013年10月10日　22：05
そうしてください。このメールのやり取りを主治医の先生にお見せしてもよろしいですよ。

　この方は、自分の判断で「薬をやめなければならない」と思うことが、かえってスト
レスとなっているようです。薬についてのセカンドオピニオンを求められたときは、次
回の診察の中で、主治医にきちんと相談することを原則としています。相談できない場
合は、担当の薬剤師に質問することを勧めています。

事例 14 セカンドオピニオンを求められた事例
耳鳴りの妻への対応について

相談者：60代男性

相談メール

2013年10月6日　10：52

私の妻は、1年前より耳鳴りがするようになり、耳鼻咽喉科を何箇所か回りましたが耳鳴りの治療はないとのことで、大変ショックを受けました。それ以降、精神的障害（不安障害）になり心療内科に通院しています。頭鳴り（脳のしびれ・脳がジイジイ鳴る等）の症状もあり、日々色々な症状でうつ状態になる時もあるようです。脳波・MRI検査は異常ありませんでした。現在、薬はソラナックス0.4、メイラックス1を1日に1回飲用しています。

日々の家事は無理をしてこなしていますが、性格的に手抜きが出来ないため、精神的にも無理があるようです。私も定年で、日々家にいるときが多くイライラの原因になっているようです。他にも原因はあるようですが、以上が現状の要点です。今後どのように対応していけばよいのか困惑しています。よきアドバイスがあればよろしくお願いします。

ドクター山本の回答メール

2013年10月6日　11：08

メール拝見しました。ご相談ありがとうございます。ご主人として奥様のことご心配ですね。実際に診ていないので、正確なことは言えませんが、だいたいの状況は把握できます。

耳鼻科で精密検査をして耳鼻科的に心配いらないということで、精神科（心療内科）でメンタルの病気（不安障害）として治療を受けておられるということ、その状態であれば今の薬は適切なものですので、主治医を信頼して、焦らず、諦めず、治療を中断しないことが大切です。メンタルの病気の原因はいろいろなことが考えらえますので、焦らず、主治医との信頼関係を作ることです。その意味でも、診察にはご主人も一緒に行かれて、主治医からのアドバイスを聞くことが有効です。年齢的なものも症状には関係あることが多いので、その意味でも焦らずに治療を続けることです。時間的な余裕、精神的な余裕があれば、趣味などの楽しみをもつことも、症状の軽快には役立ちます。ご主人が退職されているということですので、奥様の家事が大変ならば、これからは家事の半分はご主人が担当されると、奥様の負担が少なくなり、ご主人のためにもよいことではないかと思いますが、いかがでしょうか。基本的なことを申し上げると、本人も周囲も「焦らないこと、諦めないこと、治療を中断しないこと」です。

　妻を心配する夫からの相談です。妻の症状を心配していると同時に、夫としてどうサポートしていくかが主訴となっています。何とかサポートしたいというご主人の思いを汲んで、回答しています。身体症状に対しては、身体面の医学的検査を受けているかが重要です。そこで、異常がないと言われたときは、メンタル面からのアドバイスをすることになります。

事例 15 セカンドオピニオンを求められた事例
外出できないニートです

相談者：20代女性

相談メール

2013年10月13日　7：03

朝日新聞の記事を読みメールさせて頂きました。28歳女性です。今年2月にバイトを辞めてからニートの状態です。1か月以上外出もしていません。今、困っていることは
・手洗いが止められないこと
・身の回りの物が汚く感じられ、ティッシュを介して触ることも多々あること
・トイレに行くことやお風呂にはいることもおっくうで日常生活が困難なこと
・昼夜逆転してしまっていること
・自分の感情をコントロールすることが難しく、定期的に感情が爆発してしまい、ときには死にたいと思ってしまうこと
などたくさんあります。
（中略）
このままでは取り返しのつかないことになると思いメンタルクリニックに行きました。そこでは、うつ病と強迫性障害と診断を受けました。以前薬による副作用を起こしたこともあり、薬物治療に気が進みませんでしたが、がんばって薬を飲んだところ、副作用がひどく3日でやめることになりました。その後病院には行っていません。
（中略）
今後の人生にいいことがあるとは思えません。ですが、とりあえず今の状態を改善したいとは思っています。お忙しいとは思いますが、アドバイスをよろしくお願い致します。

ドクター山本の回答メール

2013年10月13日　17：00

メール拝見しました。お辛いご様子、伝わってきます。実際に診ていないので、正確なことは言えませんが、だいたいの状況は把握できます。あなたのメールから、以前、メンタルの専門医に診てもらって、お薬を出してもらったようですね。私も医者の立場からすると、強迫性障害とうつ状態と判断して、同じようなお薬を出して、少しでも症状が軽くなることを期待するでしょう。メンタルのお薬は、飲み始めに副作用がでることが多く、それを乗り越えると症状が楽になることが多いのです。薬を飲む飲まないは別として、もう一度、メンタルの専門医に診てもらって、今の辛さを克服しましょう。きちんとした治療を受けることで、辛い症状は軽くなります。次回の診察のとき、今回の私とのメールのやりとりを主治医の先生にお見せしてもよろしいですよ。お薬の調整や治療の検討をしてもらえるかもしれませんよ。

　長いメールで、具体的な症状とこれまでの経緯、改善したいという思いが伝わってきました。薬をもつかむ思いで長文のメール相談をいただいた場合、まずは、その辛さを受け止めることが大切です。強迫性障害（OCD）は、脳内の神経伝達物質であるセロトニンが関係しています。ストレスフルな出来事や環境変化が引き金となることもありますが、もともと完璧主義やコントロール感が強い、まじめ、責任感が強い、などの人がなりやすい傾向があります。たとえパーソナリティの問題がありそうな場合でも、メールでは性格面の問題点には触れず、専門医による治療を中断しないためのアドバイスをします（表3−4、3−5）。

表3−4　医師法で定められた「無診療治療等の禁止」

第20条	医師は、自ら診察しないで治療をし、若しくは診断書若しくは処方せんを交付し、自ら出産に立ち会わないで出生証明書若しくは死産証書を交付し、又は自ら検案をしないで検案書を交付してはならない。
第33条の2	次の各号のいずれかに該当する者は、五十万円以下の罰金に処する。 1　第6条第3項、第18条、第20条から第22条まで又は第24条の規定に違反した者

　メール相談で診療を行い事故が発生すると、医療過誤となり、その法的責任が問題になると考えられます。
　近年は、専門検査領域や精神科領域で、遠隔診療（テレビ電話）を保険診療として認められています。

表3−5　弁護士からのアドバイス（私信）

　通常のメール相談の場合は、相談者が一方的に自分の精神症状や体調、その他社会生活上の支障などを書きつづってくるケースが多いと思われます。
　そこで、注意しなくてはならないのは、メール相談は、問診等の検査ではないということです。一見して、精神的疾病が疑われるケースでも、医師が直接患者を診察するのとは、ポイントとなる情報量が異なると思います。
　従って、「診察」がないのですから、「治療」もできないことになります。
　ところがメール相談者は、自分の一方的な相談内容で、先生なら「診察」ができ、それに対して発した「回答」を「治療」だと思い込んでしまう危険性があります。
　そこで、メール相談の冒頭に、「これは『診察』でも『治療』でもなく、『考えられる1つのアドバイス』にすぎない」ことを断ったほうがよいでしょう。

事例 16 返信が届かなかった事例
私の相談にのってくれますか？

相談者：年齢不明、男性

相談メール①

2013年10月3日　8：33

毎日、この病気の苦しみからのがれるには、もう死ぬしかないと思います。苦しいだけの日々です。先生、私の相談にのってくれますか？

ドクター山本の回答メール①

2013年10月3日　10：17

メール拝見しました。お悩みのご様子、伝わってきます。「この病気」と書かれていますが、どちらの病院でどんな病気で治療をうけているのですか？ところで、このメール相談は、診断でも治療でもないので、今かかっている先生を信頼して治療は中断しないでくださいね。

相談メール②

2013年10月4日　16：08

24時間以内の返信にこだわるとか言って返信ないって、ひどいですね。やっぱり先生も他の人と同じ偽善者だ。がっかりです。

ドクター山本の回答メール②

2013年10月4日　20：33

昨日の私のメール届いていませんか？午前10時17分に返信していますよ。もう一度、メールを調べてみてください。ところで、どんな病気で現在治療中か、もう少しあなたのバックグランドをお話ししてください。お返事お待ちしています。

相談メール③

2013年10月9日　3：49

出来ないことは公言するな！アンタなんかに人なんか救えない！！！最低な人間だね！！本当に苦しんで相談している人に対して失礼だと思わないのか！！！医者失格！！！辞めろ！！！絶対許さない！！！私はアンタみたいには絶対ならない！！！

ドクター山本の回答メール③

2013年10月9日　10：32

以前、2回あなたのメールに返信メールを送ったのですが、届いていませんか？

　「アンタは偽善者」と言われ、正直ショックでした。相談者にとっても、返信への期待が大きく、怒りが増幅したことでしょう。後日、なぜそうなったかを調べたところ、相談者の受信メールがパソコンからのメールを拒否する設定になっていたことがわかりました。

　このことを教訓に、その後のメールには、「『24時間以内』に返信がないときは、もう一度、メールしてください。それでも返信がないときは、メールの受信設定を見直してください。パソコンからのメールを拒否していないか調べてみてください。」と断っています。

事例
17
子どもからの事例
小学生からのメール相談

相談者：10代男性

相談メール

2013年10月3日　16：56

僕は、小学6年生です。毎朝、お腹が痛くなります。どうすればいいですか？

ドクター山本の回答メール

2013年10月3日　17：42

メールありがとう。お医者さんにはかかっていますか？お父さんやお母さんにはお腹が痛いことお話ししていますか？まず、お父さんやお母さんに相談し、かかりつけの小児科の先生に、一度、みてもらいましょう。

その上で生活習慣のアドバイスをします。お腹が痛いからと言って、朝食を抜くことはしないことです。また、朝の時間をゆっくりすごすためにも早寝早起き習慣をもってください。時間に余裕があれば、朝の「ラジオ体操」をする習慣ももってください。きっとよくなりますよ。

🎓 対応のポイント

　勤労者を対象にしたメール相談ですが、時には子どもからの相談もあります。受容的に対応し、できるだけ平易な言葉でわかりやすく伝えることを重視して回答しました。親にも相談できないからメール相談をしてきたということもあるかもしれませんが、基本的には親や学校の先生に相談することを勧めます。必要ならば、子どもを対象にした電話相談やメール相談といった専門機関を紹介することがよいでしょう。

事例 18 子どもからの事例
中学生からのメール相談

相談者：10代男性

相 談 メール

2013年10月13日　18：15

私は、A市に住む中学3年生です。新聞に載っていたのでメールを送らせていただきました。私は今、学校で楽しくて、みんなとたくさん話せてとても楽しいです。でも、進路のことで親と意見が食い違っています。親は私に、高校から海外留学を勧めてきました。3年間カナダで生活してくるということです。正直、私は行きたくありません。この町にいたいです。でも、一週間前に海外留学が決まってしまいました。不安でいっぱいです。

ドクター山本の回答メール

2013年10月13日　21：07

お悩みのご様子、伝わってきます。あなたの人生ですから、あなたが決めていいのですよ。でも、親は親なりの考えがあって「海外留学」を考えたのだと思います。ぜひ、この機会にゆっくり親子で話し合ってください。学校の先生にも相談に乗ってもらってください。私は、あなたを応援します。

子どもの相談窓口

　厚生労働省は、ホームページで子どもが利用することができる相談窓口（SNS相談、電話相談）を紹介しています。

SNS相談

①特定非営利活動法人自殺対策支援センターライフリンク
相談手段：LINE、Twitter、チャット

③特定非営利活動法人 BONDプロジェクト
相談手段：LINE

②特定非営利活動法人 東京メンタルヘルス・スクエア
相談手段：LINE、Twitter、Facebook、チャット

④特定非営利活動法人 チャイルドライン支援センター
相談手段：チャット

電話相談

①特定非営利活動法人 チャイルドライン支援センター：**0120-99-7777**

②文部科学省 子供(こども)のSOSの相談窓口(そうだんまどぐち)：**0120-0-78310**

③法務省 子どもの人権110番：**0120-007-110**

事例 19 書くだけ、読んでもらうだけで 気持ちが落ち着く

相談者：50代男性

相談メール

2013年10月6日　19：30

はじめまして。朝日新聞「ひと」欄で山本先生のことを知りました。鬱病と診断されて10年になります。服薬と2週間に1度の通院です。鬱病が理由で仕事を休んだことがありません。教員です。

（中略）

53歳、独身、一人暮らしです。

（中略）

振り返ると、子どもの頃から、一人でいることが多く人付き合いが下手、ひとつのことに夢中になると抑制がきかなくなることが多かったです。

（中略）

仕事のストレスを買い物や食べることで発散したことにより、多額の借金を抱えています。小さい頃から肥満児で、一時減量に成功して、人並みになりました。が、職場が変わったり、父の急死があったりで、体重は元に戻り、糖尿病の恐怖におびえながらも、甘い物を夜10時過ぎに突然お腹いっぱい食べたりして、後悔を繰り返しています。

（中略）

「死にたいなあ」とつぶやいて毎日床につきます。「明日の朝、目が覚めなければいいなあ……」でも、死ねないです。母や姉に後始末をさせるわけには、いかないのです。死にたいけれど、死ねない。

（中略）

鉄道自殺が一番確実に死ねる、と聞いたことがあります。私は、だめ。できない。申し訳ないから。山本先生の貴重なお時間をこのメールを読むのにさいていただいてありがとうございました。

［中略箇所を含め総文字数は13,000字］

ドクター山本の回答メール

2013年10月6日　22：04

メール拝見しました。いろいろなことがあったのですね。現在、治療中であるとのこと、主治医を信頼し、焦らず、あきらめずに、前向きに治療を継続してくださいね。いつでもメールを送ってください。

　長文のメールの中には、相談メールというよりも、今までの自分の経過について読んでほしいという内容で、書かれているものもあります。どんなに長いメールでも、必ず、全文を読んで、その上で、「いろいろなことがあったのですね」と、相談者の抱えている辛さに理解と共感を示します。メールには、相談者が書くことで、気持ちが整理されるという「カタルシス効果」を期待することができます。

事例 20 夫を亡くし、後悔している奥様から

相談者：年齢不明、女性

相談メール①

2013年10月5日　11：02

がんで闘病中だった夫を2ヶ月前に亡くしました。夫の病気が分かった時点で私が仕事を辞めて、もっと夫と一緒にいれば、容態が急変することもなく、穏やかに最期を過ごせたのではないかと後悔しています。働く意味も分からなくなりました。消えてしまいたいです。

最期に苦しい思いをさせ、「もうちょっと生きていたい」という夫の力になれなかった自分が情けないです。

ドクター山本の回答メール①

2013年10月5日　14：47

メール拝見しました。お辛いご様子、伝わってきます。心理学の基本に「他人と過去は変えることはできないが、今とこれからの自分は変えられる」という言葉があります。一度しかない人生です。ご自身のため、ご主人のためにも、今生きているご自身を大切にしてください。あなたのメールから「あなたの中には、ご主人が生きている」ということが伝わってきます。消えてしまいたい、ということが書かれていますが、一度、メンタルの専門医（精神科医や心療内科医）を受診し、生きる力を医療面で支えてもらうことも有効かもしれません。焦らないことが大事です。諦めないで、前向きに生きてくださいね。

相談メール②

2013年10月5日　15：27

返信ありがとうございます。周りには若くして配偶者を亡くされた方はおらず、話をしても相手が困るだけだと思い、どうしてよいかわからないときに、新聞で見かけた記事に思わずすがってしまいました。心の中で頻繁に夫に話し掛けますが、返事が聞けないことが辛いです。専門の先生ならば、嫌がらずに聞いてくださるでしょうか？受診を検討してみます。

ドクター山本の回答メール②

2013年10月5日　16：05

メールありがとうございます。専門の先生ならば、奥様の辛さをきちんと受け止めてくれますよ。ぜひ、早めに専門の先生を受診してみてください。

2013年10月5日　16：13

はい、わかりました。相談できるところがあるんだと分かっただけでも気持ちが落ち着きます。ありがとうございます。

🎓 対応のポイント

　身近な人を亡くすことはとても辛いことです。配偶者を亡くされたこのような方のサポートは、とても大切です。この方は、喪失感とともに後悔や自責感も感じており、誰にも話せないでいるということで、専門医につなげるまでは、メールで十分にサポートすることが大切です。

事例 21 がんの術後、うつになることがあるのでしょうか？

相談者：年齢不明、男性

相談 メール①

2013年10月14日　16：40

新聞で相談できるという記事を見ましたので、ご相談させていただきます。
1年前に甲状腺がんの手術を受けました。経過は順調のようですが、最近になって、気分が落ち込みます。うつ病になったのではないかと不安です。がんの後にうつ病になることはあるのでしょうか？こんな弱い身体で生きていくのにだんだん疲れてきました。

ドクター山本の回答メール①

2013年10月14日　17：41

メール拝見しました。お辛いご様子、伝わってきます。実際に診ていないので、正確なことは言えませんが、だいたいの状況は把握できます。ご質問の件ですが、心と身体は密接に関係しています。身体の病気の後に「うつ」になる人は結構いらっしゃいます。現在も、継続して甲状腺の先生に診てもらっていますか？できれば早めに甲状腺の主治医の先生に診てもらって、主治医からメンタルの専門医（精神科医や心療内科医）を紹介してもらうことをお勧めします。メンタルの専門医の診察と適切な治療により、今の辛いお気持ちの方も軽快しますよ。せっかく甲状腺がんの治療が順調のようですので、メンタル面もきちんと治療を受けて、元気な生活をしてください。厚生労働省のメンタルヘルスのポータルサイト「こころの耳」にもいろいろと参考になる情報が載っていますので、活用してください。
※「こころの耳」http://kokoro.mhlw.go.jp

相談 メール②

2013年10月15日　19：10

アドバイスありがとうございます。早速「こころの耳」を調べてみました。やはり、「うつ状態」にあるようですね。甲状腺の先生には、早いうちに受診してみます。心療内科の先生に紹介状を書いてもらうようにします。希望が少しでてきました。ありがとうございます。

🔷 対応のポイント

「気づき」と「セルフケア」のツールとして、"メンタルろうさい"とともに厚生労働省のメンタルヘルスポータルサイト「こころの耳」はとても有効です。「こころの耳」には、メンタルヘルスに関する情報が幅広く提供されています。このサイトを教えることで、相談者にメンタル不調を自覚させ、専門医の受診に繋げることも可能です。

3章｜相談事例

解説と対策

　3日間で500件の相談メールに24時間以内の対応ができた背景には、"メンタルろうさい"や「こころの耳」といったツールがあったからです。

　「メール相談は診断や治療のためのものではない」という基本を崩さず、未受診の相談者には、医療機関受診を勧め、すでに受診歴のある相談者には、主治医を信頼することをモットーにしました。

　つまりメール相談の関わり方は、ケアであるということです。治療や援助には、キュア（cure＝治療）とケア（care＝癒やし）があります。メール相談はキュア（治療）ではなく、ケア（癒やし）であるという立場で対応しています。「治そう」とするのでなく、悩みを聞いて、ストレスがどこからくるのか、どうしたら楽になるかなどを探し出し、手がかりを見つけていく作業です。

　また、メールを書くということ自体にも癒やしの効果（カタルシス効果）があり、書くだけでも気持ちが整理され、さらに返信があることで、気持ちをわかってもらえた（共感してもらえた）とすっきりする人もいます。悩みや不安を聞き出して、アドバイスするという姿勢はいつも変わりません。

「こころの耳」の4つの特徴

特徴1｜5つの利用者カテゴリー別の情報提供

　厚生労働省が勤労者用のメンタルヘルス支援を目的として自身のWebサイト内に設置している「こころの耳」では、「利用者視点」が第一に考えられており、利用者にとって必要な情報を蓄え、そこに速やかにたどりつけることを念頭において、サイトが構成されています。利用者のカテゴリーが【働く方へ】、【ご家族の方へ】、【事業者の方へ】、【部下を持つ方へ】、【支援する方へ】に分類され、色分けしてわかりやすくまとめられています。

特徴2｜働く人のメンタルヘルス、ストレスチェック制度、新型コロナ対策などに関する最新行政情報の集約

　「メンタル情報"Now"」や、「ストレスチェック制度について」などにて、厚生労働省などから発表された働く人のメンタルヘルスに関する最新情報や追加情報がまとめられ、一早く掲載されています。また、2020年4月以降は、「新型コロナウイルス感染症対策（こころのケア）」が新設され、悩みや不安、ストレスと上手に付き合う方法について、さまざまな専門家からのアドバイスを紹介すると共に、関連情報や相談窓口などが一覧として示されています。

特徴3｜「現場で使える」豊富なコンテンツ

　「こころの耳」は、辞書のように情報収集のためだけのサイトではありません。利用者が職場で実際に使えるツールも、多数掲載されています。
　「5分でできる職場のストレスセルフチェック」は、最も利用者数の多いコンテンツです。「職業性ストレス簡易調査票（57問）」に基づき作成されています。利用者自身のストレス反応と職場のストレス要因を知ることができる"セルフチェック"としての利用を期待して、コンテンツが作成されています。
　「eラーニング」と「クイズ・セルフケア」では、国が推進する4つのメンタルヘルスケアが紹介され、「セルフケア」、「ラインによるケア」や「職場復帰支援」、さらには「はじめての交流分析」など全7種類の学習コンテンツが用意されています。15分間で学ぶにあたって最低限の情報のみが選別されています。

特徴4｜電話・メール・SNS相談による個別事案に対する情報提供

　サイトからの一方通行的な情報提供のみならず、個別事案にも直接対応するため、2011年から「働く人の『こころの耳メール相談』」が、2016年から「働く人の『こ

ころの耳電話相談』」が開設されました。さらに、2020年7月からは、LINEアプリを利用した「働く人の『こころの耳SNS相談』」が常設されました。

　3つの相談窓口を通じて、産業カウンセラー等の相談員が不安・悩み等メンタルヘルスに関する相談に対応しています。

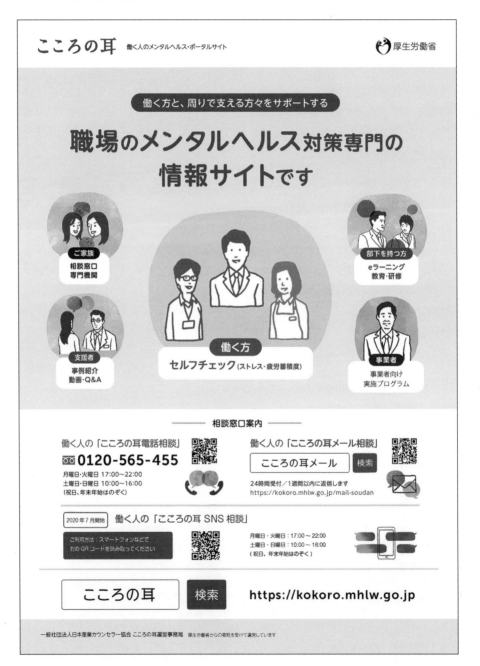

3. 休職・復職・両立支援

　労働者が円滑に職場復帰するためには、職場復帰プログラムの策定や関連規程の整備等により、休業から復職までの流れをあらかじめ明確にしておくことが必要です。国は事業場向けマニュアルとして、「心の健康問題により休業した労働者の職場復帰支援の手引き（厚生労働省2004，改訂2009・2012）」（以下「手引き」と略す）を公表しています。休職者のメール相談においてもこの「手引き」を参考にした回答メールを送っています。「手引き」による復職支援の流れは、図３－６のようになります。

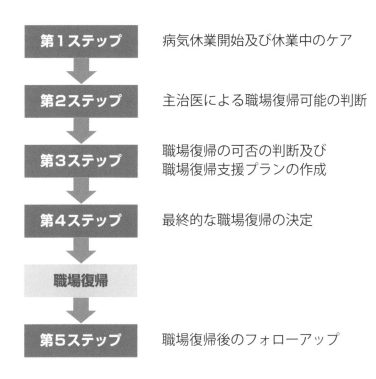

図３－６　職場復帰支援の流れ
「心の健康問題により休業した労働者の職場復帰支援の手引き（厚生労働省，2004，改訂2009・2012）」
をもとに作成

事例 22 診断書を出せば休めるのですか

相談者：30代男性、事務職

相談 メール①

5月24日　3：42

メールでの相談を受けてくださる名医がいらっしゃるとのWeb紹介を見て、お送りさせていただきました。まさに明日に診断書を提出して休職を申し出ようとしています。うつ病という診断で、パキシル®と睡眠薬の服用をして7年ほどになります。2回転職しており、次の転職先はほとんど望めないと思っています。かといって、今の職場に復職して仕事をすることができるのかも分かりません。診断書を出した時点で、身を引けと言われる可能性も十分あると思います。

（中略）

誠心誠意、丁寧に自分の状況を話して、休職の診断書を出そうと考えたのですが、不安でなりません。先週の木曜、金曜と二日間、体調不良で休みを取ってしまったので、診断書を出さないと申し開きはできない部分もあります。

（中略）

今の職場では、元々システムエンジニアとして入社しましたが、4年ほど前に突然、事務への異動を言い渡されました。内線・外線がどんどん鳴る中で、周囲のメンバーからひっきりなしに相談を受け、一日に200から300のメールと常時、たたかうことになりました。数分間デスクを離れれば、椅子にまで書類が積みあがります。時間との勝負なので、そのような状況下で、ミスも何回かしてしまいました。

（中略）

このような職場全体の状況を改善するには、いったいどうしたらよいのでしょうか？いったい何を相談したいのかも自分で整理がつかなくなってしまい申し訳ありません。実家が横浜のほうにありますので、通院させていただきたいと考えております。何かご助言のほど頂けますよう、よろしくお願い申し上げます。

ドクター山本の回答メール①

5月24日　16：58

メール拝見しました。お悩みのご様子、伝わってきます。実際に診ていないので、正確なことは言えませんが、だいたいの状況は把握できます。基本的には、現在かかっている主治医の指示に従うことです。主治医から診断書が出されたのなら、それを職場に提出するのは、労働者としての義務であると思ってください。その上で、療養に専念して、復職後にきちんと仕事ができるように準備してください。メールからの私の印象ですが、元々、あなたは仕事熱心で、できる人ではないかと思います。そのあなたが今「うつ状態」にあるなら、療養に専念することをお勧めします。下記の「こころの耳」も参考にしてください。

※「こころの耳」http://kokoro.mhlw.go.jp

相談
メール②

5月24日　18：06

さっそく返信ありがとうございます。診断書を職場に提出するのを労働者の「義務」と表現されるのには少し驚きました。たしかに労働者が自身の健康状態を会社に正しく報告するのは、ある意味、「義務」ですね。先生の意図されることとは少しずれるかもしれませんが、労働者は労働力を売って対価として賃金を得るのですから、労働の質が低下するのであればその労働力を買わないと会社が判断するのは、市場原理では当然であると理解できます。休職をした人は何人もいますが、戻ってきた人は一人もいない職場です。しかし、たとえ職を失っても家族を失うわけではないのでまずは診断書を提出して、それにより得られた時間で冷静に先生の本を拝読するなどして、心身の安定を取り戻したいと思います。丁寧なご返信ありがとうございました。

対応のポイント

　うつで治療中の労働者が、過重労働でダウン寸前になってメール相談を利用している場合は、主治医に診断書を書いてもらって休むように指示します。その際、療養休暇をとって療養に専念することは、労働者の（権利だけではなく）義務であるという「視点の転換」を提示した例です。

表3－6　第1ステップ：病気休業開始及び休業中のケア

　労働者から管理監督者に主治医による診断書（病気休業診断書）が提出され、休業がはじまります。管理監督者は、人事労務管理スタッフ等に診断書（病気休業診断書）が提出されたことを連絡します。休業する労働者に対しては、必要な事務手続きや職場復帰支援の手順を説明します。労働者が病気休業期間中に安心して療養に専念できるよう、次のような項目については情報提供等の支援を行いましょう。

- 傷病手当金などの経済的な保障
- 不安、悩みの相談先の紹介
- 公的または民間の職場復帰支援サービス
- 休業の最長（保障）期間等　　　　　　　など

「改訂 心の健康問題により休業した労働者の職場復帰支援の手引き（厚生労働省，2019）」から抜粋

事例 23 休職中の夫への対応に疲れた

相談者：50代女性、（夫は50代・休職中）

相談 メール①

10月5日 20：46

はじめてメールをさせていただきます。主人は昨年5月うつ病と診断され会社を休職しています。すごく調子が悪い時もありましたが、この4ヶ月は落ち着いています。草とり、散歩などをしていますが、すぐ飽きると言ってごろごろしています。すべてに自信をなくしてるようにみえます。私はどうしたらいいのでしょうか。今まで私がしっかりしなくてはと頑張ってきたつもりですが、正直いつまでこの状態が続くかわからず、弱音もはけず疲れました。主人が自信を取り戻すためにはどうしたらいいのでしょうか。最近の私は、主人を傷つける事を言ってしまいそうで、あまり話しをしていません。自分がとても冷たい人間のような気がしています。優しい言葉もかけられません。私はどうしたらいいのでしょうか。

ドクター山本の回答メール①

10月6日 10：01

メール拝見しました。奥様としてご主人のことご心配ですね。実際に診ていないので、正確なことは言えませんが、だいたいの状況は把握できます。

基本的なことですが、勤労者の復職については、本人と主治医だけでなく、家族や職場との連携がとても大切です。

私は、休職中の患者さんの場合は、毎回の診察に家族の同伴をお勧めします。そして、ときどき職場の人も一緒に同行してもらうと復職しやすいと思います。会社の人に診察に来てもらうことは相手側の都合もありますが、家族が一緒に受診することは可能です。

うつの人に対する家族の接し方ですが、とにかく優しく寄り添ってあげてください。家族も同じように不安やいらいらがあって日常生活に支障がでているなら、そのことも主治医の先生にお話しして、家族としてのアドバイスをもらうことが大切です。支えることは支えられることです。

相談 メール②

10月6日 19：26

昨日はじめてメールをした者です。先生もお忙しいと思うのにすぐに返信をいただき、ありがとうございました。私の悩みを聞いて返事を下さった、それだけで涙がでました。病院には私も一緒に行っているんですが、最近は状態にかわりがないので「特にかわりないです」ぐらいしか言っていません。なんか、きっかけがあれば一歩進めるんではないかと思うんですが、そのきっかけがわかりません。同じ病気の人の話しが聞けたら自分だけじゃないんだと思えて、少しはかわるかなぁと思っ

106

て病院の先生や市役所に電話して聞いたりしたけど、そういう場はないと言われました。ただ今日は先生に悩みを聞いていただけてほんの少し気持ちが軽くなった気がして、優しく主人に話しかける事ができました。本当にありがとうございました。

 ドクター山本の回答メール②

10月6日　20：42

メール拝見しました。お優しいお気持ちが私にも伝わってきます。自分を信じ、家族を信じ、未来を信じて、前向きに生きてくださいね。

対応のポイント

うつで休職中の家族からの相談に対しては、一人で悩まないこと、そのためには診察に同行することを勧めます。患者さんのなかには、毎回の診察で「何も変わりありません」と主治医に報告する人がいます。本当に順調ならば良いのですが、なかにはこのケースのように、状態はよくなく、家族が心配している場合があり、その家族からのメール相談もあります。

家族が誰にも相談できずに、一人で悩まれているメール相談では、家族が診察に同行し、家での状況を家族からも主治医に報告し、家族としての対応を主治医からアドバイスしてもらうことを回答メールの原則としています。

表3－7　第2ステップ：主治医による職場復帰可能の判断

休業中の労働者から事業者に対し、職場復帰の意思が伝えられると、事業者は労働者に対して主治医による職場復帰が可能という判断が記された診断書の提出を求めます。診断書には就業上の配慮に関する主治医の具体的な意見を記入してもらうようにします。

主治医による診断は、日常生活における病状の回復程度によって職場復帰の可能性を判断していることが多く、必ずしも職場で求められる業務遂行能力まで回復しているとの判断とは限りません。このため、主治医の判断と職場で必要とされる業務遂行能力の内容等について、産業医等が精査した上で採るべき対応を判断し、意見を述べることが重要です。

なお、あらかじめ主治医に対して職場で必要とされる業務遂行能力に関する情報を提供し、労働者の状態が就業可能であるという回復レベルに達していることを主治医の意見として提出してもらうようにすると良いでしょう。

「改訂 心の健康問題により休業した労働者の職場復帰支援の手引き（厚生労働省，2019）」から抜粋

相談者：40代女性、（夫は40代・双極性障害で休職中・子ども2人の4人家族）

9月6日　23：32

はじめまして。主人は技術者として20年以上勤めていましたが、昨年7月から休職しております。精神科の主治医がおり、通院中です。休職中に職場が部署ごと遠方に移動になりました。相談したい内容は以下の4点です。

1．病に至った原因追求

主人が双極性Ⅱ型になった原因は、仕事の過労と対人関係のストレスです。復職にあたって、原因を改善しなければ再発するのは目に見えています。また、主人が病になった原因の人達は、自分が原因になっているとは分かっていません。産業医に原因追求と改善策をお願いしたところ、「犯人さがしは、こわいですね。」と言われ、取り合う気はないようです。それ以上、こちらからは言いませんでしたが、産業医が原因追求や改善策を拒む理由がわかりません。産業医は、病人の味方ではなく、会社側の管理職の一人なのでしょうか。このまま再発リスクを抱えたまま元の職場に戻るしかないのでしょうか。

2．復職のタイミング

主人の復職のタイミングは、主人、主治医、産業医の3者の誰も分からない状態になっており、当方としては困っています。1年前、体調が悪く産業医に相談しました。主人は休職すると復職のハードルが高くなる事が分かっていたので働きながら治療を続けたいと考えていた所、3度目の相談でいきなり休職を言いわたされました。また、主治医は休職の指示を出していません。主治医のスタンスは休職をして良くなる場合と悪くなる場合があり、会社の状況が良く分かっている産業医が休職要と判断したのだからしょうがないねと、後から休職が必要という診断書を書きました。復職のタイミングや目安が知りたいのですが、主治医は「自身が休職を指示したわけではないから判断しない」と言い、産業医は患者が復職したくなった時だと言います。だれからも見放されている思いです。どうやって復職のタイミングや目安を知ればよいのでしょうか。

3．長距離通勤について

休職中に、職場は部署ごと移動になりました。朝6時に自宅を出なければ、仕事に間に合いません。通勤時間もこれまでより1時間長い片道2時間になります。復職に際して、長距離通勤に耐えられるか不安です。単身赴任は、メンタル疾患のある人には原則、考えられないとカウンセラーからも言われています。どうしたらよいでしょうか。

4．労災について

医師に聞く話か不明ですので、管轄外なら御容赦下さい。

ドクター山本の回答メール①

9月7日　14：41

メール拝見しました。奥様としてご主人の休職復職のことご心配のご様子伝わってきます。実際に診ていないので、正確なことは言えませんが、だいたいの状況は把握できますので、私のわかる範囲で回答いたします。

まず、休職についてですが、基本的には、「通常の勤務が病気のためにできない状況で、仕事を継続することで、病気の治療にも良くないと医師（主治医）が判断したときに、主治医が書くのが病気療養のための診断書です。その診断書に基づいて会社が休養（休職）を指示するものです。」復職については、主治医が病気の快復状況から復職を会社で検討していいというとき、主治医が復職（検討）診断書を書くものです。それに従って、会社としてその人が本当に復職可能かどうかの判断を会社の人（人事や産業医や上司や保健スタッフが合同で）検討するものです。双極性障害との診断が書かれていますが、基本的には余り、原因追究をすることはありません。いろいろな原因が複合的に関係しているからです。遠距離通勤はストレスの一因になりますが、現実がそういうものならば、遠距離通勤に耐えられる状況で復職は検討されると思われます。基本的なことですが、会社の就業規則に従って、休職復職は決められていますので、会社の人事や総務の人にご相談されることをお勧めします。労災かどうかの判断は、労働基準監督署が行うものですので、監督署にご相談してください。

下記の書物や「こころの耳」も参考にしてください。焦らないこと、諦めないこと、そして怠らないことが基本です。

相談メール②

9月9日　21：10

早速のお返事、大変ありがとうございました。本当に1日でお返事頂けるのですね。驚きました。休職は、最初は主治医が、必要と判断したときに、主治医が書く診断書からスタートするのが、正式なやり方というわけですね。今さらですが、私どもの場合はイレギュラーな対応ということがわかりました。原因追究は必要ない事、人事もからめて相談する事（なぜか積極的に人事は関わっていませんでしたが、これから相談します）、遠距離通勤に耐えられる状況で復職を検討する（実際にやってみないとわからないと思いますが）、労災の相談は労働基準監督署にする事、教えて頂きました内容を理解しました。また、参考になる本やサイトのご紹介も大変ありがたく、見てみます。

焦らないこと、諦めないこと、そして怠らないことですね、よく焦らないで、と言われる事はありますが、諦めないと怠らない事は初めて聞きました。でも、先生のおっしゃるとおりだと思います。メンタルに限らず、どんな事にも（例えば、スポーツや受験勉強にも）使える金言です。ありがとうございました。また、ご相談させて頂きたく存じますが、その際は改めてメール出させて頂きます。お礼申し上げます。

ドクター山本の回答メール②

9月9日　22：40

メールありがとうございます。休職、復職というのは、労働者にとっては、とても大切なことです。職場の協力があってできることで、職場との連携が必要です。「こころの耳」を参考にしてください。焦らないことですよ。

対応のポイント

　休職の診断書は、主治医が「治療のためには、仕事を休んで療養に専念した方がよい」と判断して書くものです。一方、主治医が書く復職の診断書は、病状が良くなったので、復職の準備を職場でできる状況になったことを証明するものです。正式な復職の決定は、主治医の診断書をもとに、職場が責任をもって判断するものです。ここのところ（原則）をきちんと整理してメールを返信することがポイントです。労働災害の質問に関しては、メール相談では深入りしないで、管轄の労働基準監督署の労働相談の窓口をすすめることも原則です。

表3−8　第3ステップ：職場復帰の可否の判断及び職場復帰支援プランの作成

> 　安全でスムーズな職場復帰を支援するため、最終的な決定の前段階として、必要な情報の収集と評価を行った上で職場復帰ができるかを適切に判断し、職場復帰を支援するための具体的プラン（職場復帰支援プラン）を作成します。この具体的プランの作成にあたっては、事業場内産業保健スタッフ等を中心に、管理監督者、休職中の労働者の間でよく連携しながら進めます。

「改訂 心の健康問題により休業した労働者の職場復帰支援の手引き（厚生労働省，2019）」から抜粋

表3−9　職場復帰支援プランの作成

> 　以下の項目について検討し、職場復帰支援プランを作成します。
> **（ア）職場復帰日**
> **（イ）管理監督者による就業上の配慮**
> 　業務サポートの内容や方法、業務内容や業務量の変更、段階的な就業上の配慮、治療上必要な配慮など
> **（ウ）人事労務管理上の対応等**
> 　配置転換や異動の必要性、勤務制度変更の可否及び必要性
> **（エ）産業医等による医学的見地からみた意見**
> 　安全配慮義務に関する助言、職場復帰支援に関する意見
> **（オ）フォローアップ**
> 　管理監督者や産業保健スタッフ等によるフォローアップの方法、就業制限等の見直しを行うタイミング、全ての就業上の配慮や医学的観察が不要となる時期についての見通し
> **（カ）その他**
> 　労働者が自ら責任を持って行うべき事項、試し出勤制度の利用、事業場外資源の利用

「改訂 心の健康問題により休業した労働者の職場復帰支援の手引き（厚生労働省，2019）」から抜粋

事例 25 休職中、復職に悩む

相談者：30代男性、（独身・アパートに一人暮らし）

相談メール①

5月22日　13：51

初めまして。友人に紹介してもらいメールしてみました。

約1年前に会社の人間関係のもつれにより体調を崩し、地元の心療内科に受診し、鬱病と診断され、今は休職中です。1年間休み、体調は良くなりました。会社にも月に1度位のペースで現状報告出来る様になりました（会社には5回行きました）。会社の方もそろそろ復帰かという状況です。ですが会社に行けば行くほど自分の心が曇るというか晴れないというか…言葉での表現が難しいのでなんとなく理解して頂けたら幸いです。すいません。会社は工場で私は交替班の責任者をしておりました。今の状況は自分の心の中では彷徨っていると思ってましたが、もしかしたら行き詰まっているのではないかと昨日の晩、ふと思い先生にメールしてみました。何かアドバイスがあれば教えてください。また、私の説明不足もあると思いますので質問でも結構です。私の立場に立って相談出来る相手が居ない今の現状をご理解下さい。長々と申し訳ありません。今回はこれ位にしておきます。

ドクター山本の回答メール①

5月23日　2：19

メール拝見しました。お悩みのご様子、伝わってきます。実際に診ていないので、正確なことは言えませんが、だいたいの状況は把握できます。

うつで休まれた後、復職するのは、ある程度の心構えが必要です。今回のメール相談の内容からの判断ですが、今の状況はまだ会社への復職は精神的に抵抗があるように思われます。焦ることなく、主治医の治療の中で、復職を考えた方が良いと思いますので、復職についてもきちんと主治医にご相談し、主治医の指示の中で、徐々に（段階的に）復職にむけて地ならしをすることです。

「こころの耳」も参考にしてください。

相談メール②

5月23日　13：30

こんにちは。昨日メールした、復職に悩む休職者です。先生が覚えているかどうかはわかりませんが、覚えていると思う前提で追記という事で再度メールしてみました。

前回お話しした様に会社に足を運べば運ぶ程、心が曇るばかりです。そして1番やっかいなのが、現状から逃れる為にもう楽になりたい（死にたい）という思いが日に日に増してきます。あと、どっかに誰も私の事を知らない所へ逃げたいと思ってしまいます。現状では楽になりたい思いが強いです。今は理性で止めていますが

いつまで止められるか…毎日の様にいわゆる魔が差す状況が恐いです。診察を受けていない先生には酷な話しで申し訳ありませんが、何か気分転換になる様なアドバイス等有りましたら教えて下さい。

 ドクター山本の回答メール②

5月23日　15：30

メール拝見しました。あなたの辛さ、伝わってきます。同時に、あなたはとてもまじめな優しい人のように思われます。そんなあなたが今、楽になりたい、どこかに逃げたい、という気持ちになっているのは、まだ「うつ」がよくなっていないからではないかと想像されます。ですから、ぜひ、今の辛い気持ちを主治医の先生に次回の診察でお話しして、適切な治療やアドバイスを求めてください。次回の診察の結果をまたメールで報告してください。復職のストレスもあるようですので、この点も主治医にきちんと相談してみてください。復職前に、会社の人との面談もしておいた方がよいと思います。復職時期については、焦らないこと、あきらめないこと、そして治療を中断しないことと職場との話し合いを忘れないでくださいね。

対応のポイント

　うつで治療中の相談者から「私の立場に立って相談出来る相手が居ない現状をご理解下さい」というメールです。希死念慮もあることから、治療を中断しないこと、主治医にきちんと今の辛さを相談することを原則とします。復職のストレスもあるようなので、復職に関しても主治医や会社の人に相談することを勧めます。

表3－10　第4ステップ：最終的な職場復帰の決定

> 　第3ステップを踏まえて、事業者による最終的な職場復帰の決定を行います。
>
> **（ア）労働者の状態の最終確認**
> 　　疾患の再燃・再発の有無等について最終的な確認を行います。
>
> **（イ）就業上の配慮等に関する意見書の作成**
> 　　産業医等は「職場復帰に関する意見書」等を作成します。
>
> **（ウ）事業者による最終的な職場復帰の決定**
> 　　事業者は最終的な職場復帰の決定を行い、就業上の配慮の内容についても併せて労働者に対して通知します。
>
> **（エ）その他**
> 　　職場復帰についての事業場の対応や就業上の配慮の内容等が労働者を通じて主治医に的確に伝わるようにします。

「改訂 心の健康問題により休業した労働者の職場復帰支援の手引き（厚生労働省，2019）」から抜粋

事例 26 復職して1年になりますが、上司の言葉にショックを受けました

相談者：30代男性、（IT関連・妻と二人暮らし）

相談メール①

10月9日　22：55

私は、33歳のサラリーマンです。2年ほど前から神経症（反応性抑うつ状態）になっています。去年は会社を4か月ほど休み、復職して1年になります。

以下の2つの言葉に対してどのように考えればよいか、ご教示願えれば幸いです。

その1：今の職場は、自分には合っていないのかと思っていますが、どうでしょうか。配置転換のお願いをしに、上司のもとに数度行きました。一連の話の中で、上司に「君のような精神的な病気の者がいると雰囲気が悪くなる」というようなニュアンスのことを言われ、ショックを受けました。確かに仕事も少ししかできない状態ですが、これが上司の言う言葉かと耳を疑いました。自分なりに精一杯やっているのですが……どのように考えれば楽になるでしょうか？転職を考えた方がよいでしょうか？

その2：薬を飲まなくなるまで会社を休むという方法も考えられると上司から言われたのですが、休まなくてはいけないのでしょうか？高血圧の人でも薬を飲みながらみんな仕事しているのに、メンタルの病気の人は薬を飲んでいたら働けないのでしょうか？

ドクター山本の回答メール①

10月10日　8：30

メール拝見しました。お辛いお気持ちお察しいたします。主治医がおられるようですので、基本的には今おかかりの主治医にもご相談されることをお勧めしますが、ここでは2つの質問について、わたしなりの回答をいたします。

まずはじめの質問、上司に嫌なことを言われて辛いということですが、あなたの悔しい気持ちは自然な感情です。ご自身を責めないでください。今の職場が自分に合っていないのではないかと悩まれているようですが、悩まれるのも自然な感情です。ただ、今、転職した方がよいかの判断は、このメールだけでは十分ではありません。復職後1年間、今の職場でがんばれたのもあなたです。あなたなりに一生懸命お仕事をしていたと想像されます。ぜひ、職場の仲間や奥様や主治医に今の気持ちを語って、その上でご自身で判断されるのがよいと思います。焦らないことです。心理学のことばに「他人と過去は変えることはできないが、今とこれからの自分（の考えと行動）は、変えることができる」ということばがあります。自分を信じ、家族を信じ、職場を信じ、前向きな考えで、今の悩みを乗り越えてください。

第二の質問についてですが、お薬を飲んでいても、お仕事ができる状況ならば、自信をもってお仕事を続けてください。メンタルで復職した人にとって一番大切なのは、再発の予防です。そのためにも、治療の継続、服薬の継続はとても大切なこと

です。このことを職場全体で理解してもらえることも大切です。
　次回の診察のとき、私とのメールのやりとりを主治医にも見せて、適切なアドバイスをもらってください。その上で、配置転換などの希望をまた上司にお願いしてみてください。以前とは違った対応をしてもらえるかもしれませんよ。

相談メール②

10月10日　13：15
山本先生、アドバイスありがとうございます。気持ちが少し楽になりました。一人で悩む傾向があったようです。主治医にも相談し、もうしばらく今の職場でがんばりたいと思います。

ドクター山本の回答メール②

10月10日　15：50
メール拝見しました。メール相談がお役にたってうれしいです。

対応のポイント

　相談者本人からのメールに、「神経症（抑うつ神経症）」で治療中であると書かれていますので、いわゆる「内因性うつ病」ではなく、「適応障害」のような状況ではないかと推測しました。すなわち、職場環境に影響されやすい性格要因があるのではないかと理解し、逃避（回避）行動以外の対処方法をメールの中で提案しました。

表3－11　第5ステップ：職場復帰後のフォローアップ

> 　職場復帰後は、管理監督者による観察と支援のほか、事業場内産業保健スタッフ等によるフォローアップを実施し、適宜、職場復帰支援プランの評価や見直しを行います。
>
> **（ア）疾患の再燃・再発、新しい問題の発生等の有無の確認**
> 　疾患の再燃・再発についての、早期の気づきと迅速な対応が不可欠です。
>
> **（イ）勤務状況及び業務遂行能力の評価**
> 　労働者の意見だけでなく、管理監督者からの意見も合わせて客観的な評価を行います。
>
> **（ウ）職場復帰支援プランの実施状況の確認**
> 　職場復帰支援プランが計画通りに実施されているかを確認します。
>
> **（エ）治療状況の確認**
> 　通院状況、病状や今後の見通しについての主治医の意見を労働者から聞きます。
>
> **（オ）職場復帰支援プランの評価と見直し**
> 　さまざまな視点から評価を行い、問題が生じている場合は、関係者間で連携しながら、職場復帰支援プランの内容の変更を検討します。
>
> **（カ）職場環境等の改善等**
> 　職場復帰する労働者がよりストレスを感じることの少ない職場づくりをめざして、作業環境・方法や、労働時間・人事労務管理など、職場環境等の評価と改善を検討します。
>
> **（キ）管理監督者、同僚等の配慮**
> 　職場復帰をする労働者を受け入れる職場の管理監督者や同僚等に、過度の負担がかかることのないよう配慮します。

「改訂 心の健康問題により休業した労働者の職場復帰支援の手引き（厚生労働省，2019）」から抜粋

解説と対策

　メンタルヘルス不調により休業した労働者に対する職場復帰支援について、事業場向けマニュアルとして「こころの健康問題により休業した労働者の職場復帰支援の手引き」（厚生労働省, 2004）が示されました。

　この手引きでは、職場復帰支援を、①病気休業開始及び休業中のケア、②主治医による職場復帰可能の判断、③職場復帰の可否の判断及び職場復帰支援プランの作成、④最終的な職場復帰の決定（その後、職場復帰）、⑤職場復帰後のフォローアップの5つのステップに分け、円滑な職場復帰を支援するために事業者・産業保健スタッフ・上司などの管理監督者の役割等が示されました。

　メール相談でもこの手引きに沿って、相談者の立場に立った支援を心がけることが大切です。病気が治ればよい、職場復帰できればよい、というだけではなく、生き甲斐・働き甲斐を持った労働者になっていただけるようなサポートを、メール相談では心がけることが必要です。

コラム 「横浜労災病院式」職場訪問型復職支援のポイント (山本, 2017)

① 専門医が事業場を訪問して、休業者の職場復帰を支援する

　産業医の資格をもつ専門医（精神科医や心療内科医などの支援医）が事業場を訪問し、メンタルヘルス不調で休業した労働者（以下「休業者」という）の療養と復職に向けての支援を「手引き」に沿って行う。

② 休業者の復職のために、関係者が一堂に会し、意思疎通を図り、情報の共有を図る合同面談を活用する（図3-7）

　休業者の復職のためには、事業場の人事労務担当者、産業保健スタッフ（保健師、看護師、カウンセラーなど）、管理監督者（上司など）との意思疎通と情報の共有が必要となる。そのために、休業者、専門医とともに、上記の関係者が一堂に会した場（以下「合同面談」という）を設ける。

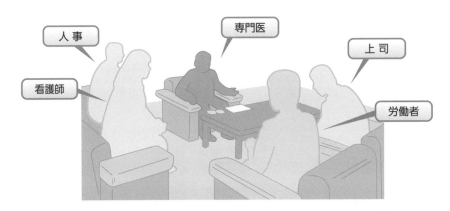

図3-7　合同面談の構成員例（山本, 2017）

③ 合同面談を基本とするも、個別面談も行う

　休業者には、特別な事情（例えば、主治医による職場訪問禁止の指示など）がない限り、原則的に、月1回以上の職場への訪問をルール化する。面談の日時は、事前に産業保健スタッフから休業者に連絡する。面談は、専門医（嘱託産業医を兼任している場合もある）を中心に、合同面談を行うことを告げるが、休業者が合同面談を拒否する場合は、専門医との個別面談から始める。専門医は、個別面談の中で、合同面談の意義を説明する。その結果、休業者の同意が得られた場合は、次回より合同面談に移行する。

④　職場訪問時以外での支援として、「メール相談」を併用する

メール相談は、筆者が2000年から開始しているもので、対象は、労働者本人に限らず、上司や産業保健スタッフ、人事担当者、さらに家族や友人からの相談も可能である。メール相談は、対面相談に比べて、相談への抵抗感は少ないもののそこで得られる情報量は少ないので、訪問事業場の休業者に対しては、対面の面談に繋げるようにする。

⑤　生活記録表を復職支援に活用する（図３－８）

休業中の生活状況を知るために生活記録表（図３－８）をつけてもらう。毎日記録し、毎週専門医にメールで報告し、毎月の事業場訪問時に生活記録表をもとに復職支援面談を行う。生活記録表は、復職支援の各ステップで活用することができる。

氏名:　　　　性別:男　　　　年齢:40代

*生活とそのときの気分を10段階(数字が大きくなるほど気分良好)を表記します。

平成X年	1月14日	1月15日	1月16日	1月17日	1月18日	1月19日	1月20日
時間　曜日	(月)	(火)	(水)	(木)	(金)	(土)	(日)
午前 0 時	睡眠 6	睡眠 6	睡眠 4	睡眠 4	睡眠 5	パソコン 5	睡眠 5
午前 1 時						就寝 5	
午前 6 時							
午前 7 時							
	起床 6	起床 6					
午前 8 時	(寝床)	雑用 6		起床 4			
	朝食 6	朝食 6		朝食 4	起床 5	起床 4	起床 5
午前 9 時	雑用 6	外出用意 6	起床 4	雑用 4	通院 6	朝食 4	市内 5
	新聞読み 6	外出 6	朝食 4	睡眠 4	診察	市内外出 5	子供送り
午前 10 時	雑用 6	市内神社	雑用 4			商業施設等	朝食 5
		その他	睡眠 4		帰宅・休憩 7		休憩 5
午前 11 時					外出		新聞読み 6
					昼食 7	昼食 5	
正午	外出用意				(上司来訪)		雑用 6
	市内外出 7				書店 7	子供の迎え 5	
午後 1 時	昼食 7	昼食 7		昼食 4			昼食 6
		休憩 6		雑用 4	パソコン 7		
午後 2 時	市内外出 7	雑用 6	雑用 4	睡眠 4		休憩 5	DVD鑑賞 7
			昼食 5		銀行 7	昼寝 5	
午後 3 時			新聞読み 5				
		テレビ等 5	ごろ寝 5		パソコン 7		
午後 4 時		ごろ寝 5		会社との連絡 4			雑用 7
					休憩 7	雑用 5	
午後 5 時				ごろ寝 4	雑用 7	テレビ等 5	市内外出 7
		雑用 5	雑用 5				子供迎え
午後 6 時	帰宅 7	テレビ等 5	テレビ等 5		新聞読み 7		
	休憩 7					雑用 5	夕食 7
午後 7 時	テレビ等 7			雑用 4	テレビ等 7	夕食 5	
	夕食 7		夕食 5	パソコン 3	夕食 7	雑用 5	帰宅・休憩 7
午後 8 時	パソコン 7	夕食 5	雑用 5	夕食 4	テレビ等 7	パソコン 5	雑用 7
		雑用 5	テレビ等 5	雑用 4			テレビ等 7
午後 9 時	テレビ等 7	テレビ 5		テレビ等 4	パソコン 6	テレビ等 6	
	雑用 7	パソコン 5	パソコン 5				パソコン 7
午後 10 時	入浴 7	入浴 5	入浴 5	睡眠 4		雑用 6	入浴 7
	雑用 7	雑用 5	就寝 5			入浴 6	雑用 7
午後 11 時	就寝 7	就寝 5			入浴 6	就寝 6	就寝 7
					パソコン 5		
1日の気分	(☀) ☁ ☂	☀ (☁) ☂	☀ (☁) ☂	☀ ☁ (☂)	(☀) ☁ ☂	☀ (☁) ☂	(☀) ☁ ☂
食欲	(☀) ☁ ☂	(☀) ☁ ☂	☀ (☁) ☂	☀ ☁ (☂)	(☀) ☁ ☂	(☀) ☁ ☂	(☀) ☁ ☂
便通	☀ (☁) ☂	☀ (☁) ☂	☀ (☁) ☂	☀ (☁) ☂	☀ (☁) ☂	☀ (☁) ☂	☀ (☁) ☂
薬の飲み忘れ	あり・(なし)	あり・(なし)	あり・(なし)	あり・(なし)	あり・(なし)	(あり)・なし	あり・(なし)
特別な出来事				上司より連絡あり。明日来訪予定。	来訪の上司と昼食。子供の恩師の訃報あり。	前夜から葬儀参列の準備	
感想等	朝起きれず。日中もやや眠気あるも全般的には良好。	風邪気味か？午後より少し体調不良。眠気あり。	軽い頭痛と倦怠感もあり不良。前夜からの睡眠もやや不良。	前夜より睡眠不足。一日中頭痛あり。倦怠感もあり体調不良。	体調もかなり回復。落ち着いた気分で過ごせた。	葬儀参列の行程を調べるため就寝遅くなる。昼間眠気あり。反省。	比較的気分は良し。

図３－８　生活記録表の実例（山本，2017）

4. パワーハラスメントに関するメール相談

　厚生労働省が公表した令和元年度の個別労働紛争解決制度への総合労働相談件数は、118万8340件でした。そのうち民事上の相談件数のトップは「いじめ・嫌がらせ」の8万7570件で、過去最高（前年度比約6％の増加）を記録したといいます。そんな中、2020年6月から「パワハラ防止法」が施行されました。

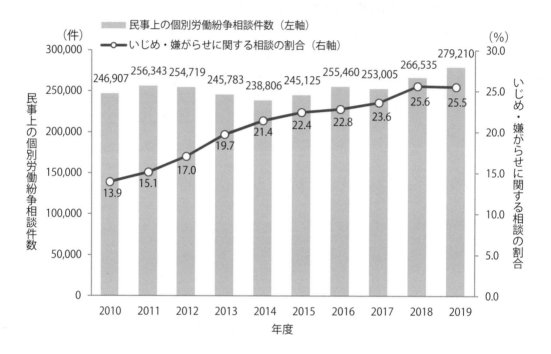

図3－9　いじめ・いやがらせに関する相談状況の推移
令和元年度個別労働紛争解決制度の施行状況（厚生労働省，2020）から抜粋

事例 27 上司が私を罵倒するのです

相談者：50代男性、独身、学校事務

相談メール①

5月25日　3：09

夜分にすみません。勤務先は田舎の学校ですが、教員ではありません。昨年末から朝になると気が重く、めまいがひどいときは休みます。職場環境は、上司（校長）との人間関係以外は悪いと思っていませんが、上司がとても怖いので、相談できません。以前、体調が悪いと言ったら、校長は私を罵倒したのです。理不尽な人事を受けたこともありますので、相談はできません。パワハラではないかと思うのですが、どこに相談に行っていいかわかりません。田舎の学校なので、病院に行くには2時間かかります。昔、男性更年期障害と言われ、結局は「ただの怠け者」と上司には言われました。今回も同じことを言われ、罵倒されると思うと、病院に行くことはためらっています。仕事そのものは好きなので、辞めたくありませんが、毎日辛いです。結局、何を訴えたいのかわからない文章になってしまいましたがよろしくお願いします。

ドクター山本の回答メール①

5月25日　10：05

メール拝見しました。お悩みのご様子、伝わってきます。実際に診ていないので、正確なことは言えませんが、だいたいの状況は把握できます。

教育現場でお働きのようですね。本来であれば、上司である校長先生にきちんと今の状況（健康状況や職場環境、将来のことなど）を報告して、適切な対応をとってもらうのがいいのですが、あなたの場合、上司である校長先生が問題の人なので、現実的には校長先生に相談できませんね。

そこで提案です。職場内に一人でもあなたの相談に乗ってくれる人はいませんか？メールの中に「仕事そのものは好きなので、辞めたくありません」と書かれていますね。長年、勤めているのでしょうから、あなたはきっと職場の中では必要とされている職員ではないかと想像します。ですから、職場の中には、あなたを応援してくれる先生はいると私は思います。一番、信頼できそうな先生に、今の辛さをお話ししてみてはいかがでしょうか？きっと相談に乗ってくれますよ。

もし、そのような人が職場にはいないのなら、多少遠距離であっても一度、メンタルの専門医を受診してみてください。ドクターに今の辛さと職場状況をお話しされれば、適切な診断と治療、アドバイスがもらえると思います。場合によっては、診断書を書いてもらって一時的に休む指示をもらうかもしれません。

決して「怠け者」ではありません。そのことに、校長先生が異論を述べるようなことがあったら、それこそ「パワハラ」ですので、その場合は、教育委員会にご相談されることをお勧めします。

一人で悩まないことです。あなたは決して怠け者ではありません。あなたの治療を妨害するのであれば、校長先生の言動はパワハラと言えるかもしれません。我慢しないこと、勇気を出してくださいね。

相談
メール② **5月25日　15：10**
アドバイスありがとうございます。辛い状況をわかってもらえただけで気持ちが楽になりました。少し、時間がかかるかもしれませんが、職場の先生か病院の先生に相談するようにします。ありがとうございました。

📖 対応のポイント ▶

　深夜午前3時の相談です。職場が田舎の学校ということで、誰にも相談できないと思い込んでいるようです。いろいろな相談方法があるということを知ってもらうことにしました。パワハラに対しては、泣き寝入りさせないことが対応のポイントです。

パワハラ防止法

　2020年6月から施行されたいわゆる「パワハラ（パワーハラスメント）防止法」は、正式名称を「改正労働施策総合推進法」といい、主に職場におけるいじめや嫌がらせの防止を目的としています。

　近年、職場でのいじめ・嫌がらせは増加傾向にあり、2019年度は相談や助言申出などの件数が過去最高を記録しました。セクハラに続いて、報道でもパワハラが取り上げられる頻度が増え、社会的な関心も高まっています。

　パワハラ防止法では、職場におけるパワーハラスメントを、①優越的な関係を背景とした言動（例：上司と部下など）であり、②業務上必要かつ業務上相当な範囲を超えたものにより、③労働者の就業環境を害されるもの（身体的もしくは精神的な苦痛を与えられること）、の3点をすべて満たすものと定義しています。

　さらにパワハラと判定される行為を、以下の6つに分けています。
① **身体的な攻撃**（暴行、傷害）
② **精神的な攻撃**（侮辱、暴言、脅迫、名誉毀損）
③ **人間関係からの切り離し**（隔離、無視、仲間外し）
④ **過大な要求**（明らかに遂行不可能な業務の強制、仕事の妨害）
⑤ **過小な要求**（能力や経験に見合わない程度の低い仕事を命じる、仕事を与えない）
⑥ **個の侵害**（プライベートに過度に立ち入る）

事例 28 上司は私にパワハラしています

相談者：40代男性

相 談 メール 3月18日 10：36

はじめまして、上司との人間関係に悩んでいます。上司は、私にパワハラしていると思います。どう対応したらよいでしょうか。

私に対する上司の対応を述べます。最近、全くと言ってよいほど、会話がありません、挨拶しても返事がありません。仕事の相談をしても協力的でありません。同僚等には、笑顔で会話したり話しかけたりしています。仕事の指示は、ほとんどメールで済ませています。以上が私に対する上司の対応です。私に対するパワハラとしか思えません。最近、精神的に滅入っています。訴えたいと思いますが、いかがでしょうか。

ドクター山本の回答メール

3月18日 10：48

メール拝見しました。お悩みのご様子、伝わってきます。実際に診ていないので、正確なことは言えませんが、だいたいの状況は把握できます。あなたは、上司の言動がパワハラではないかとちょっと怒っていますね。ところで、職場のパワハラの定義は、①優越的な関係を背景とした言動（例：上司と部下など）であり、②業務上必要かつ業務上相当な範囲を超えたものにより、③労働者の就業環境を害されるもの（身体的もしくは精神的な苦痛を与えられること）、この3点をすべて満たすものとされています。その意味では、①と③は該当すると思われますが、②の「業務上必要かつ業務上相当な範囲を超えたもの」という点は、どうでしょうか？会話がない、挨拶しても返事がない、仕事の指示はメールで済ませている、ということは、あなたにとっては不快なことでしょうが、そのことがパワハラの要件を満たしているかどうかは疑問です。そのような状況で、上司を訴えるというのは、必ずしも得策ではないと私は思います。ぜひ、あなたの思いを直接、上司にお話ししたらどうでしょうか。はじめから上司との関係がこんなに険悪であったとは思いません。何かのきっかけがあったと想像されます。直接、上司に話しかけられないなら、職場の同僚や他部署の上司に相談することもお勧めします。上司を訴えたい、ということでメールをされたようですが、私の意見（アドバイス）は、上司と良い関係（仲直り）することに努力することをお勧めします。キーワードは、「アサーション」というコミュニケーションです。アサーションについては、添付ファイルを参考にしてください。一か月後に、その後の状況をまたメールで報告してください。

　上司との人間関係の悪さをパワハラと決めつけ、上司を訴えたい、という相談です。本人にとっては、理不尽な上司の態度であっても、客観的にパワハラといえるものかの判断は難しいです。そこで、パワハラの定義を示すことは意味あることです。その上で、上司との人間関係を敵対するものから友好的なものに変えるヒントを与えるのもメールの役割です。メール相談のやりとりで、有益なものが添付ファイルの活用です。私は、「アサーション」の資料を添付することが多くあります。

アサーションの資料 (桃谷・山本, 2010)

---

1. アサーションとは

■ **アサーション**（**assertion**）
➢ 自分も相手も大切にした自己表現

● **アサーション権**（基本的人権の1つ）
➢ 誰でも感じたことや考えたことを表現してよい
➢ 自分が自分の行動を決める権利を持ち, 他人を変えることはできない

→信頼や親密さを育むためには, 誰もが持つアサーション権を認めることが出発点

⇒たとえ違いがあっても良い人間関係ができていく

---

1. アサーティブなタイプ

● 自分も相手も大切にするタイプ

● 気持ちや考えを率直にその場にふさわしい方法で表現

● 相手にも同じように表現できるよう気遣う

→お互いの意見や気持ちの相違により葛藤が起こるが, 意見を出し合い, 両者が納得する解決策を

⇒時間がかかることもあるが, お互いの満足感が高く, 人間関係が豊かになり, 後にはさわやかな印象が残る

2．ノン・アサーティブ（非主張的）なタイプ

● 相手は大切にするが，自分は大切にしないタイプ

● 意見を言わないだけでなく，あまり伝わらない言動（曖昧，言い訳がましい，遠回し，小さな声など）をとる

● 従順で素直な良い人に見えるが，感情を抑えているためストレスは増え，怒りや恨みもたまる

→ ムスッとしたり，遠回しに攻撃したり，突然キレたように攻撃的になることも

⇒ 対応された相手は，同情や軽蔑を感じたり，理不尽な攻撃に困惑したり，罪悪感を感じることも

3．アグレッシブ（攻撃的）なタイプ

● 自分は大切にするが，相手を大切にしないタイプ

● はっきりと主張するが，相手の考えや反応を無視・軽視して，一方的に押しつける（巧妙に言い分を通すことも）

● ハキハキして迷いもないように見えるが，実は防衛的で，必要以上に威張って強がっている

→ 後味が悪く後悔したり，安心した関わりを持てずに孤立することも

⇒ 対応された相手は，傷つけられたりやり込められた気持ちになり，防衛的になったり怒りを感じたり，攻撃的になることも

アサーションとは ～まとめ～

● 誰でも3つの側面を持ち，いずれかの面が強く現れる人や，相手や状況によって使い分けている人がいる

● 自分の行動に対して他の人もそれにふさわしい対応をし，その扱いから自分の態度を再認識するという悪循環
→ アサーティブに振る舞い，悪循環を良い循環に

● ストレスや自尊心，身体的な症状（頭痛，疲労感，胃の不調，発疹，喘息など）も，アサーティブな言動と関連していることも

⇒ 社会の複雑化・多様化が進むにつれ，より効果的・積極的な人間関係が求められ，アサーションはますます重要になっていく

アサーティブになるための方法

1. 相手の良いところをほめる

- アサーションの基本は「相手の良いところに気づいたらほめる」

- 大人になり立場が上になるとほめられることは少なくなるが,すべての人に自分なりに頑張ったところがあるはず

- 誰かに聞いてもらえたりポジティブなフィードバックが返ってきたりすると自信に繋がり,今度は他の人をほめるという良い循環

- 良い循環をつくるためには,他の人の良いところに気づき,心からほめる

- ほめられたら「ありがとう」「嬉しい」などアサーティブに受け取り返す

2. "自分も相手もOK"という考え方を持つ

- 良好な人間関係を築ける人は"自分も他人もOK"

- 「私も他人もOKである」という構えを日ごろから心がけると身につく

- 「私はOKでない」→「私はOKである」
- ➢ 自分を好きになると,自分の良い面を発見でき,自分を信じられるようになる

- 「私も他人もOKである」
- ➢ 自分を信じられると,他人も信頼できると感じられるように
- ⇒アサーティブになる上でも,こうした前向きで建設的な構え・考え方を持つことが重要

3. 相手の話をじっくり聞く(聴く)

- 自分を理解してもらいたい時は,相手のことも理解しようとしなければならない

- 相手に関心を持ち,相手の言うことを相手の枠組みで捉える

- 相手の目を見る,うなずき,相づち,自然に出てくる適切な質問

- わからない時には「わからない」と返し,理解できないことは「理解したいから」と再度聞き返す

- ボディランゲージ(表情や態度,声の調子)も観察しながら聞く

- 相手の話は遮らず最後まで聞くと,今度は相手が聞く耳を持つ

4. 言語的コミュニケーションおよび非言語的コミュニケーションを活用する

➤ 言語的コミュニケーション→言葉

➤ 非言語的コミュニケーション→口調・表情・態度・外見など

● メラビアンの法則によると，非言語的コミュニケーションが与える印象全体の93%

→ 言行一致が重要

⇒ 視線を合わせる，声の大きさや高さ，話すスピードを聞き取りやすいよう工夫，柔和な表情，背筋を伸ばす，腕を組まない，きちんとした服装など，非言語的コミュニケーションを効果的に用いる

5. 必要な時は「ノー」と言う

● 断ることは，要求の拒否であり，すべての否定ではない

● 断り方の4つのパターン

① はっきりと断らず我慢し，相手が察してくれるのを待つ
　　→ 自分は欲求不満をためてしまう

② 「できません」「やれません」と怒りながら断る
　　→ 相手の反感を買い，人間関係がギクシャクしてしまう

③ 「はい」と返事をしておきながら，いつまでもやらない
　　→ 間接的なやり方で不満を示しているため，お互いの信頼関係は築けない

④ 自分も相手も傷つけないようにしながら，はっきりと断る
　　→ この断り方を身につけることが大切

6. 怒りへの対応を工夫する

● 怒りと攻撃は別物であり，怒りはアサーティブに表現可能

● ポジティブであろうとネガティブであろうと，どんな感情もありのままに感じてよい

→ 自分が怒りを感じることに寛大になれる

● 怒りを感じない人はいなく，怒る時には怒ってもかまわない

⇒ 前向きでアサーティブに表現することで，自分自身も納得でき，周りの人からも受け入れられる

7.「Iメッセージ」で気持ちを伝える

➤ Iメッセージ→「私は〜と感じている」「自分は〜という気持ちだ」という「私」を主語にした表現

→ 自分の感情が自分のものであることが明確に示され，相手とのコミュニケーションの余地が残される

➤ Youメッセージ→「あなた」を主語にした表現

→「あなたが悪い」「お前のせいだ」と攻撃的になりがちで，耳を傾けるのが難しい

⇒ アサーションする時間やエネルギーに見合わない場合や危険な場合は，アサーション「しない」ことを選択

事例 29　パワハラに屈してしまい　死にたいです

相談者：20代男性、金融業

相談メール①

11月28日　18：10

初めてご連絡いたします。銀行に勤め、パワハラに屈してしまい2度目の休職をし、地元の労働基準監督署へ労災申請をしている最中なのですが、希死念慮が高まりつつあり、漠然と死にたいと思っています。

労災関係も発病から6か月前までしか遡らず、数年継続したハラスメント行為については考慮しないといったことなどの理由から、労災認定はされないものだろうとも思っています。

楽な死に方はあるのでしょうか？病院から処方されている抗精神病薬や眠剤を多量に摂取し、お酒でも飲めば死ねるのでしょうか？こういったことを相談する相手などおらず、厚生労働省の自殺ホットラインも40回コールしてもつながらない状況で、今回こちらにメールさせてもらいました。私はどうするべきなのでしょうか。家族にとっても邪魔な存在となり、生きる意味も見出せません。極力迷惑をかけず、自死ができる方法はないでしょうか。

助けてください。

ドクター山本の回答メール①

11月28日　19：26

メール拝見しました。お悩みのご様子、伝わってきます。実際に診ていないので、正確なことは言えませんが、死にたいほどの辛い状況であることは私にも伝わってきます。自殺ホットラインに40回もコールされたのですね。それでもつながらず、私のところにメールされたとのこと、私はこのメールに運命と使命を感じます。命が運ばれてきたのですから、絶対に、死なないでくださいね。約束をしてください。その上でのアドバイスをします。

まず、休職をされたということですので、メンタルの主治医がおられるはずです。ぜひ、主治医に今の死にたいほどの辛い状況を診察の中でお伝えください。私宛のこのメールを印刷して、主治医にお見せしてもよろしいです。お薬の調整を含めて、治療の検討をしてもらえると思います。メンタルの病気のための希死念慮であるならば、適切な治療により症状は軽快します。

次に、労災申請についてですが、あなたは労災についていろいろと調べておられるようですね。パワハラが原因と書かれていますので、これについては、労災認定されるかどうかはわかりませんが、きちんと監督署で調査してもらうことが必要でしょう。過去のことはどうにもなりませんが、パワハラ行為が職場の中であったのならば、その改善を職場でやってもらうためにも、労災申請されたことは決して間違いではなく、あきらめる必要はありません。今はお役所の判断を待つことです。

そのためにも、今、死んではいけません。

最後に、「家族にとっても邪魔な存在となり、生きる意味も見出せません。極力迷惑をかけず、自死ができる方法はないでしょうか」と書かれていますが、自死をして、周囲に迷惑をかけないことは絶対にありません。家族も職場も友人も、あなたの周りのすべての人がショックを受け、後悔の念が募り、最悪の場合は、立ち直れない人が出てくることもあります。あなたは、貴重な存在です。あなた一人の命ではありませんよ。絶対に死んではいけません。

死ぬ方法ではなく、あなたが生き抜くための援助をします。そのために、現在のあなたのストレス状況や精神状況、そしてストレス対処法などを客観的に診るために、下記の"メンタルろうさい"をやって、その結果を報告してください。

相談メール②

11月28日 20：35

"メンタルろうさい"を試してはみました。正直なところ、ストレスが限界を超えているのがわかりました。これもわかりきったことです。ですから、楽な死に方はないですか？というのが相談です。家族にとっても邪魔な存在になっていると思うので消え去りたいです。身辺整理等してからのほうがいいですよね。

ドクター山本の回答メール②

11月28日 23：31

メール拝見しました。お辛いご様子、伝わってきます。"メンタルろうさい"の結果を産業医と主治医にもお見せして、適切なアドバイスをもらってください。このメール相談は、自殺のお手伝いはしません。生きることをサポートします。いつでもメールをよこしてください。

🔖 対応のポイント ▶

「死にたい」というメール相談には、絶対に死なない約束をしてもらうことと、医療機関に結び付けることを基本とします。相談者の辛い気持ちを受容しつつも、時に指示的なアドバイスもします。本事例の場合、"パワハラ"と"労災申請"という2つのキーワードがありましたが、これについては、職場をよくするためのステップとして、放置しないことがよいというアドバイスも加えておきました。

心理的負荷による精神障害の認定基準

業務による心理的負荷を原因として精神障害を発病し、あるいは自殺としたとして労災請求が行われる事案が近年増加していることを踏まえ、「心理的負荷による精神障害等に係る業務上外の判断指針」（労働省, 1999）が示され、業務上により精神障害を発病、あるいは自殺した労働者に対する労災補償が行われるようになりました。この指針は、これまでに数回改正され、「心理的負荷による精神障害の認定基準」（厚生労働省,

2011）が示されました（判断指針は廃止）。

　認定要件は、①対象疾病（ICD-10のＦ２～Ｆ４）を発病していること、②対象疾病の発病前おおむね６か月の間に、業務による強い心理的負荷が認められること、③業務以外の心理的負荷及び個体側要因により対象疾病を発病したとは認められないことです。なお、恒常的な長時間労働（月100時間程度となる時間外労働）が認められる場合、心理的負荷の判断が一段階高く評価されます。

事例 30 お金が目的かと言われました

相談者：年齢不明、女性

相談メール

11月5日　12：51

突然すいません。パワハラのニュースを読み、7年前にあった出来事を思い出し、メールしました。当時の社長や取締役から、夜中に酔って電話をかけてこられたり、忘年会で抱きつかれたり、キスされたりしました。留守中に家に入られたりもしました。これはセクハラと思い、労働基準局に相談にいくと、「何が希望か？お金か？」と言われ、相手にされませんでした。結局、その会社を辞めました。辞める時も「退職届を出せ」と強く言われました。会社の都合で辞めたので（自己都合で辞めたのではないので）、退職届は出さずに、辞めました。当時、社長に147万円を貸していましたが、「月々返済する」との言葉のみで、1円も返済してもらいませんでした。労働基準局に話してもどうしようもない場合、どこに話をすれば良かったのでしょうか？今でもトラウマになっており、精神的苦痛があります。7年前のことですが、今でも訴えるのが可能ならば、訴えたいです。今では「金が目的」でもいいのです。だって147万円返してくれないのです。

ドクター山本の回答メール

11月5日　16：39

メール拝見しました。お辛い（というよりは悔しい）お気持ち伝わってきます。実際に診ていないので、正確なことは言えませんが、だいたいの状況は把握できます。セクハラ、パワハラの問題はありますが、私の感想は犯罪ではないかということです。7年前の辛いことが、パワハラのニュースを見て、思い出されたのですね。精神的にも深い傷となっているのだと想像されます。同情いたします。

あなたも心配されているように、7年前の出来事で、証拠が今、残っているかどうかが問題になりますが、地元の相談窓口に相談してみることです。まず、仕事の上で起こったパワハラ、セクハラについては、やはり労働基準監督署の相談窓口で相談するのが基本です。7年前と担当者は違っていますし、世の中、パワハラ・セクハラについての認識も法律も変わっています。ですから、通るか、通らないかは別として、現在もその会社があるならば、7年前に起きたことについて、監督署の人に相談してみることは、今とこれからの職場環境改善のためにも必要なことと思います。あなたがその会社を辞めても、社長が同じならば同じような問題が会社にはまだあるかもしれません。昔の同僚のためにもそしてあなたご自身のためにも、監督署にご相談してみてください。その時、7年前の監督署の担当者の対応に不満をもっていることも告げてもいいのですよ。また、お金の事やパワハラやセクハラを受けて精神的な苦痛を今も感じているならば、弁護士さんに一度、相談されることもよいでしょう。弁護士さんに相談するには、お金もかかることですが、無料の相

談窓口もありますので、まずはそちらを利用して、相談に乗ってもらってください。さらに、心身の不調が今もあるなら、メンタルの専門医（精神科医や心療内科医）にお話しをきいてもらうことも有効な場合があります。

心理学の言葉に、「他人と過去は変えることはできないが、今とこれからの自分の考えと行動は変えることができる」ということばがあります。７年前のことはどうにもなりませんが、今とこれからの生活のために、添付の「解決志向ブリーフセラピー」の記事（※）を参考にしてください。

※本書143ページに資料を掲載しています。

対応のポイント

　過去の職場であったパワハラ・セクハラによる心の傷は、７年後の今も疼いています。対応のポイントは、「他人と過去は変えることはできないが、今とこれからの自分は変わりうる」ということを提示することです。

事例 31 育休から復帰しましたが、上司が怖い

相談者：20代女性、正社員

相談メール

11月2日　21：20

正社員で働いています、泊まり勤務が基本の会社ですが、育休から復帰後に、日勤もさせてもらっています。上司から「誰のお陰で、日勤やっていると思っているのだ！日勤やりたいなら、妊娠すれば！俺のいうように仕事ができないなら、飛ばす（異動させる）ぞ！」と言われました。組合に相談する話をしたら、「絶対に、定時じゃ帰れない部署に飛ばすぞ！」と脅されました。会社の相談窓口に相談してみようかと思っていますが、上司からの仕返しが怖く、また会社に相手にされないのではないかという不安もあります。こういう上司はどのように対応していくのがいいのでしょうか？

ドクター山本の回答メール

11月2日　22：27

メール拝見しました。お辛いご様子、伝わってきます。実際に診ていないので、正確なことは言えませんが、だいたいの状況は把握できます。上司の言動は、パワハラと言われてもおかしくありません。一人で悩んでいるようですが、ぜひ、勇気をもって、会社の相談窓口で相談してみてください。一人で行くのが怖いなら、組合に相談して組合の人についていってもらうのもよいでしょう。会社に相手にされないのでは、と書かれていますが、今の時代、会社としても職場環境をよくするために、パワハラを失くすことが使命でもあります。あなたの行動で、職場がよくなるきっかけになるものです。会社が動いてくれないなら、労働基準監督署には総合労働相談の窓口がありますので、ご相談してみてください。育休後の復職ですので、労働による心身の負担は大きいものがあります。職場の支援があって、仕事と家庭の両立がなされるものです。是非、まず職場内の相談窓口に相談し、対処してもらうことです。家族の支援も大切です。ご主人にも相談してみてください。インターネットで、「こころの耳」を開いて、参考にしてください。

📋 対応のポイント

　職場環境改善のためにも、職場内のパワハラ行為は、早いうちに対処することが必要です。そのためにも、パワハラ被害者である労働者からの相談には、①社内の相談窓口に相談、②労働基準監督署の相談窓口に相談、を勧めています。以前は、上司の人事をちらつかせた脅迫的言動は、見逃されたこともありましたが、現在は、パワハラ法案に

より労働者は守られているということや事例化することで職場環境をよくするきっかけになるということを、メールでは原則的にアドバイスしています。

パワハラ法案の目的

パワハラ防止のために、事業主に対して次の措置をおこなうことを義務付けています。

① パワハラ防止についての事業主の方針などを明確にし、そのことを周知し、啓発すること

② 相談窓口を定め、労働者に周知するなど、相談に応じ適切に対応するための体制を整備すること

③ 職場におけるパワハラにかかわる事後の迅速かつ適切な対応をすること、また事実確認ができなかったとしても再発防止に向けた措置を講じること

④ 相談者・行為者どちらものプライバシーを保護するために必要な措置を講じること

⑤ 相談したこと等を理由に解雇や不利益な取り扱いをしないこと。

あわせて、セクハラやマタハラなど、ほかのハラスメントと一元的に相談に応じ、対処する体制を整えることが望ましい、ともしています。企業がパワハラ防止法に違反した場合、勧告や指導の対象となり、場合によっては民法上の不法行為責任に問われることもあり、企業の信頼性やブランドイメージに大きく影響するものと考えられます。

パワハラの放置は、場合によっては被害者の心身に疾患をきたす場合もあり、自殺念慮が生まれるなど深刻な結果を招きかねません。また、職場の雰囲気全体が悪くなり、それぞれの力を発揮しづらくなったりチームワークがとりにくくなったりと、生産性にも響きます。

パワハラ防止法によって、職場からパワーハラスメントをなくすこと、また適切な対処をすることが企業・事業主の責任として明文化されました。常に課題となるのは、どこからがパワハラで、適切な指導や助言とはどう違うのかという点です。そうした問題も含めて、経営者や管理職側が人権を守る職場づくりを積極的に学び、職場全体の意識を上げていく必要があります。

解説と対策

　長時間労働やパワハラなど、仕事上の強いストレスが原因で精神障害になったとして労働災害を申請する労働者は、年々増加しています。このような背景の中、2019年にハラスメント法案が成立し、2020年からハラスメント防止対策は事業者の義務となりました。

　職場のパワーハラスメントとは、「同じ職場で働く者に対して、職務上の地位や人間関係などの職場内の優位性を背景に、業務の適正な範囲を超えて、精神的・身体的苦痛を与える又は職場環境を悪化させる行為」と定義されていますが、判断が難しい点が多いことも事実です。

　メール相談では、辛い状況を受け止めることが大切であり、労災申請に当たるかどうかの判断は、「こころの耳」の情報を紹介し、最終的には労働基準監督署に相談することを原則として推奨しています。メール相談の役割は、相談者ご本人のストレス対処についてアドバイスをすることにあります。人間関係のもつれには、アサーションというコミュニケーションを教えることで、効果が得られる実感をもっています。

5. 自殺対策・希死念慮

　近年、我が国では自殺対策が重要な課題であることから、「自殺対策基本法」（2006年）が施行されました。また、同法に基づき、政府が推進すべき自殺対策の指針として「自殺総合対策大綱」が定められ、当面の重点施策の１つとして「勤務問題による自殺対策」の推進が取り上げられました。横浜労災病院における「勤労者心のメール相談」の開設も、このような社会的背景に基づくものです。

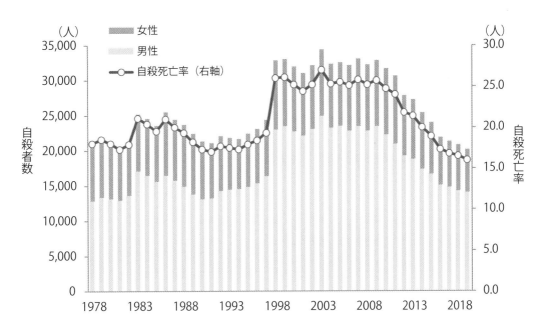

図３−10　自殺者数と自殺死亡率の年次推移
厚生労働省・警察庁（2020）のデータに基づき作成
自殺死亡率は、人口10万人当たりの自殺者数を示す

事例 32　つらい　しんどい　生きるのやめたい

相談者：20代女性、新聞配達員

相談メール①

1月13日　16：39

初めまして。すごくつらくて泣いてます。消えたいです。こんな気持ちは少し久しぶりでつらいです。全部説明するのはもう疲れました。今日は、とあるコンサートで、今日のためにつらくても一生懸命練習をしてきました。家族や友達が聴きに来てくれたのに、全然納得のいくものが本番で出せませんでした。ミスはするし声は出ない、音響も気持ち悪い、緊張しすぎて早すぎた。悔しいし恥ずかしいし、無駄に高いプライドはボロボロです。こんなんなら出なきゃよかったと思ってます。もう人前でなんかやりたくない。そのあとの家族の雰囲気も最悪。あまり寝てないし、気を使ってばかりで疲れました。涙が止まりません。今日なんか大嫌い。自分なんかいやだ、ブスデブくそ
お昼食べたものも後悔してる。吐きたい。イライラムカムカが収まらない。髪の毛抜きたいし、腕を噛みたい。他にどこにこの気持ちをぶつけたらいいか分からず、お母さんにLINEで暴言をはいてます。ネットは嫌です。もう人の目を気にするのは疲れました。ネットですら自分が出せない自分がいやだ。また来週も人前でやるけど、今からもう嫌です。練習しても全然できないし、緊張する。それは当たり前だけど、自分のは人と違う気がする。もういやだ。つらい　しんどい　生きるのやめたい

ドクター山本の回答メール①

1月13日　18：10

メール拝見しました。いろいろなことがあったようですね。メールの内容から音楽か何かをやっているのですね。コンサートに出られているのですね。素敵ですね。生きるのやめたい、と書かれていますが、自信をもって生きてくださいね。

相談メール②

1月23日　22：47

2度目です。前回頂いたメールを読みたいのに間違えて消してしまったみたいで、とても残念な気持ちになってました。お返事嬉しかったです。最近死にたいとか消えたいという気持ちはそこまで無いのですが、無性に髪の毛が抜きたくなったり、腕をかんだりはしたくなります。あと、イライラすることが増えました。家にいたくないし、家族から離れたいです。でも、周りに頼れる人がいません。
あと、自分最近他のことでも悩んでいます。でも、すごく気持ち悪いので、家族や友達には全く話せません。でも、誰かに聞いてもらいたいから、ネットで知らない人とチャットをしたりしてます。変な人が多いし疲れるけど、聞いてもらえると少

しスッキリします。

それと、バイトの新聞配達がしんどくてつらいです。夜遅くまで起きてる兄弟が、羨ましいです…

家にずーっと居て、お手伝いもせずに一日中スマホをしてるので、イライラもします。自分は昔からお母さんに頼られてばっかりで、家の家事を毎日しています。頼られるのは嬉しいことだけど、毎日自分ばっかりなので嫌にもなります。

でも、「いやだ」とか「やりたくない」って言ったらめんどくさいことになるのであまり言えません。うちの親はすごく変わってます。特にお母さん。超天然記念物って感じ。天然通り越して嫌味がすごい感じ。お父さんも変な人。頑固で、嫌味とため息しかない人。四六時中ため息。最近は毎日ケンカもするので、家の雰囲気は悪いです。ご飯の時もなので、美味しいご飯もあんまり味がしないし、一緒に食べたくありません。

愚痴が止まりません。家にいたくないです。

ドクター山本の回答メール②

1月24日　14：00

メール拝見しました。お辛いご様子、伝わってきます。現在、メンタルクリニックにかかっていますか？もし、かかっていれば主治医の先生に今の辛い症状をきちんとお話して、対処してもらってください。もし、まだ専門医（精神科医や心療内科医）を受診していないなら、一度診てもらってください。専門的な治療で、今の辛さは軽快するかもしれません。

相談メール③

1月27日　16：25

病院（精神科）には、去年の夏から月に一度のペースで通っています。病院に行くと少しの間ですが気持ちが楽になるので、少し前までは病院に行くのを楽しみに生きていたくらいです。

でも、カウンセラーさんにも先生にも、本音は言えてません。すぐ泣きそうになるので。泣くのは恥ずかしいことじゃないし、気持を落ち着かせたり浄化してくれるので、いいことだって分かってるけど、恥ずかしいのと自分が気持ち悪いのとで、なかなかつらい話は出来ません……

もうすぐ病院です。1ヶ月長かったです。

3月に先生が変わるみたいで、今からとても寂しいし残念です😣

最近になってやっといろいろ話せるようになってきたので。

ドクター山本の回答メール③

1月27日　19：56

メール拝見しました。専門医やカウンセラーに診てもらっているとのこと、安心しました。やはり主治医にお話しするのが一番ですね。治療ではありませんが、メール相談はいつでもご利用ください。

相 談
メール④

2月4日　15：04

自分の生きてる意味も価値もないと思います。つらくて泣きながらバイトしてました。もう嫌です。毎日楽しくないです。家のお手伝いも自分ばかりでつらいです。相談できる人も、本音で話せる人も、悩みを言える人も、気楽に会える友達もいません。プレッシャーにも潰されそう。モチベーションも上がらないし。泣いてばっかでつらいです。前回、初めて病院でも嫌な気持ちになりました。次に行くのはだいぶ先ですが、今から行きたくないです。なんでこんなに自分は生きるのも不器用なんでしょうか。自分が嫌すぎます。つらくて涙が止まりません。消えたいです。

ドクター山本の回答メール④

2月4日　17：00

メール拝見しました。病院で何かあったのですか？

相 談
メール⑤

2月4日　19：50

病院ではカウンセラーの人に、「愚痴を聞くんじゃなくて頑張った話を聞く」って。「仕事に繋がるように」って、方向を変えてきました。ライブした事とか聞いてもらいたくて言っただけなのに、前回は音楽の話しか出来なくて。もうこれから愚痴とか言っちゃダメなのかなと思って、せっかくモヤモヤを言えると思って行ったので残念というか…
もう頑張るのは疲れました。涙が止まりません。布団の中で泣いてます。
生きてても何も楽しくない。

ドクター山本の回答メール⑤

2月4日　22：47

お辛い気持ち、伝わってきます。好きな音楽を聴いて、心落ち着かせてみてください。

相 談
メール⑥

2月18日　23：09

毎日なかなか寝れません。寝るまでに時間がとてもかかって、困ってます。体も精神的にもしんどいです。

ドクター山本の回答メール⑥

2月19日　2：56

メール拝見しました。しんどそうですね。眠くなったら寝る、でいいのですよ。私も昨日は、9時ごろに眠くなったので、寝てしまい、早朝のこの時間に起きてメールのチェックをしているのです。寝る時間は眠くなったら寝る、その代わり、朝起きる時間は、仕事が始まる3時間前に起きる習慣をつけることで、健康的なライフスタイルが身に着きます。やってみてください。

2月19日　6：09

仕事が新聞配達の場合はどうしたらいいですか？？今日は雨の中大変でした。家に居場所がありません。ゆっくり落ち着きたいです。

ドクター山本の回答メール⑦

2月19日　11：09

メール拝見しました。新聞配達を毎朝やっているのですね。立派です。昼間に休めるときは休んでください。食事も十分にとってください。どうにもならないときは、早めにメンタルクリニックを受診してください。

（その後、落ち着いたのか、メールは中断していた。）

10月14日　0：12

胸にナイフぶっ刺して高いところから落ちて死にたい　早く死にたい 死にたい　死にたい　くそな世の中　くそな人生　早く終われ　死にたい　仕事しかしねぇ　放ったらかしヒステリックくそばばあ　家族なんかと縁切って早く死にたい　家族なんかいらん　くそが 消えろ
死にたい

ドクター山本の回答メール⑧

10月14日　11：54

辛いお気持ち、伝わってきます。何かあったのですか？先生は、今、札幌に来ています。ぜひ、早めに主治医のところに行って相談してみてください。

11月5日　22：22

大きなきっかけがあったわけじゃないけど、疲れとストレスが爆発しました。家の中で四六時中気を張って気を使って、いい加減うんざり。妹のわがままにも腹が立つ。
自分がそばにいて欲しい時に離れていくお母さんにも腹が立つ。意味の無い質問ばっかして、こっちジロジロ見て、天然通り越してサイコパス。自由がない。

ドクター山本の回答メール⑨

11月6日　7：02

おはようございます。メールで状況を教えてくれてありがとうございます。寂しいときもありますよね。そんなときに、音楽がありますよね。あなたにとっては、音楽が生きる力になっているように思えますよ。

（その後も断続的にメールがきます。）

対応のポイント

　いわゆるリピーター（頻回相談者）の事例です。「死にたい」という言葉に振り回されることなく、かつ相談者の辛い気持ちを受け止めることを心がけています。この場合も、メンタルの主治医がいることを前提とし、あくまでもメール相談者としてのサポートに徹しています。家族のサポートがないことが辛い原因と思われますが、音楽という支えがあることもメールでは重視しています。

自殺予防の十箇条（中央労働災害防止協会，2010）

1. うつ病の症状に気をつける
2. 原因不明の身体の不調が長引く
3. 酒量が増す
4. 安全や健康が保てない
5. 仕事の負担が急に増える、大きな失敗をする、職を失う
6. 職場や家庭でサポートが得られない
7. 本人にとって価値あるものを失う
8. 重症の身体の病気にかかる
9. 自殺を口にする
10. 自殺未遂に及ぶ

自殺の危険因子（高橋，2006）

① **自殺未遂歴**

　自殺未遂はもっとも重要な危険因子（自殺未遂の状況、方法、意図、周囲からの反応などを検討）

② **精神障害の既往**

　気分障害（うつ病）、統合失調症、パーソナリティ障害、アルコール依存症、薬物乱用

③ **サポートの不足**

　未婚、離婚、配偶者との死別、職場での孤立

④ **性別**

　自殺既遂者：男＞女　　　自殺未遂者：女＞男

⑤ **年齢**

　年齢が高くなるとともに自殺率も上昇

⑥ **喪失体験**

　経済的損失、地位の失脚、病気やケガ、業績不振、予想外の失敗

⑦ **性格**

　未熟・依存的、衝動的、極端な完全主義、孤立・抑うつ的、反社会的

⑧ **他者の死の影響**

　精神的に重要なつながりのあった人が突然不幸な形で死亡

⑨ **事故傾性**

　事故を防ぐのに必要な措置を不注意にも取らない。慢性疾患への予防や医学的な助言
を無視

⑩ **児童虐待**

　小児期の心理的・身体的・性的虐待

事例 33 離婚と言われ、死にたくなりました

相談者：40代女性、主婦

相談 メール①

5月17日　18：33

インターネットのチャット相談でご紹介いただきました。何をやる気力も集中力も食欲も睡眠も、なにもないのです。結婚25年になりますが、コロナで参っているところ、主人と喧嘩になり、離婚と言われました。晴天の霹靂でした。死にたい、と思うようになりましたが、子どもに迷惑をかけるとの思いで、何とか生きています。心療内科を考えたのですが、主人に却下されたので、かかりつけ医に安定剤をもらっています。今は、これが精いっぱいです。よくわからない文章で申し訳ありません。宜しくお願いします。

ドクター山本の回答メール①

5月17日　19：13

メール拝見しました。お辛いご様子、伝わってきます。実際に診ていないので、正確なことは言えませんが、だいたいの状況は把握できます。ご主人の言動に、不安と恐怖を感じておられるのですね。ご主人もコロナストレスを感じて、そのとばっちりが奥様に向いているのだと思います。ご主人も、多分すごく悩んでいるのだと思います。優しく接してみてごらんなさい。きっと昔の優しいご主人に戻りますよ。日常生活に支障があるなら、早めにメンタルの専門医（精神科医や心療内科医）を受診することをお勧めします。専門医に診てもらって、お薬を飲むことで、だいぶ楽になりますよ。その結果も、またメールでご報告してください。

相談 メール②

5月18日　8：46

おはようございます。返信ありがとうございます。ご丁寧に感謝します。主人はプライドの高い人間で一筋縄ではいかないタイプです。私と4月のはじめに喧嘩してから、私は何も逆らえなくなって、優しい言葉どころじゃなく返事するのがやっとで、ずっと傷口に塩を塗る状態です。食べれない寝れないも、ムシです。主人も一杯いっぱいなのかもしれないですが…簡単にはいかない人です。原因がなかなか取り除けない状態です。性格がわかっているだけに、不安しかないです。直接会って話をすれば…とも思いましたがそれはそれで怖いですし、いつになるのかも先はみえないですし…。
心療内科…少し不安があります。主人にも嫌なことしか言われないので、余計に足が遠のいてしまいます。取り敢えずは、今日かかりつけ医の方に行こうかと思います。

ドクター山本の回答メール②

5月18日 10：30

メール拝見しました。良いかかりつけの先生がいて良かったですね。独りぼっちで
はないということですよ。死にたい気持ちは、まだ続いていますか？絶対に死んで
はいけませんよ。辛いときは、いつでもメールをよこしてください。かかりつけの
先生だけでなく、一度、メンタルの専門医も受診してみてください。参考になりそ
うな資料（「解決志向ブリーフセラピー」のパワーポイント）を添付しますので、
参考にしてください。いろいろな人の力をかりて、元気になってくださいね。そし
て、ご夫婦も仲直りしてくださいね。

相談メール③

5月18日 19：01

本当にありがとうございます。まだまだ主人からの電話は嫌味だらけですが…不安
を少しは取り除ける薬や、眠れる為の薬を飲んで、少しは改善される様に頑張りま
す。また悩んだ時は、お力をおかしください。先生のアドバイスは力になります。
ありがとうございました。

🎓 対応のポイント

　死にたい気持ち（希死念慮）の背景には、いろいろな原因があります。メールでは、
ご本人が語ってくれる範囲で対応することを原則としています。解決志向ブリーフセラ
ピーのパワーポイント資料を添付することで、「他人と過去を責めたり悔いたりするこ
となく、今とこれからの自分の可能性に目を向けてもらう」ように相談者を促します。

解決志向ブリーフセラピーの資料

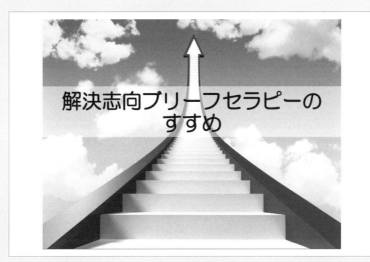

解決志向ブリーフセラピーとは

■ ブリーフ（Brief）：短期的、効率的、効果的

> ないものではなく、既にあるリソース（資源・資質）に注目

■ 解決志向：原因追及ではなく未来志向

> 「何がいけなかったか」ではなく「これからどうするか、そのために今どうすればよいか」

⇒ 今ある材料を無駄にせず、すべて使いこなす

3つの＜中心哲学＞

① うまくいっているなら、変えようとするな

> ✕ 新たな方法を試したら結果はボロボロ
> ○ うまくいっていた部分は変えずに続けよう

② 一度でもうまくいったなら、またそれをせよ

> ✕ うまくいっても「偶然だ」と思って続けない
> ○ うまくいった理由を考え、また試してみよう

③ うまくいかないなら、違うことをせよ

> ✕ 何度同じことをしてもうまくいかない
> ○ 違うやり方で変化を起こしてみよう

4つの＜発想の前提＞

① 変化は絶えず起こっており、必然である

② 小さな変化が大きな変化に繋がる

③ 解決について知る方が、問題と原因を把握するよりも役に立つ

④ 人は自身の解決の「専門家」であり、そのためのリソース（資源・資質）を持っている

変化は絶えず起こっており、必然である

■すべてのものは時間の経過とともに変化する

■「時間がかかる」「一生治らないかも」という
　「言葉」が本当にそう影響し、変化を妨げる
➤変化の邪魔をしない言葉 ＝「変わる」

 Point

邪魔をしなければ、良く
なるために変化し続ける。

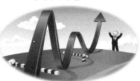

小さな変化が大きな変化に繋がる

■劇的な変化を起こそうとせず、小さな変化に焦
　点を当てる

■小さな変化は、歯車のように
　やがて大きな変化となる

Point

厄介で大きな事柄ではなく、
すぐ変えられそう・取り組めそうな事柄から。

解決について知る方が、
問題と原因を把握するよりも役に立つ

■問題志向（⇔解決志向）…機械の故障等に有効

【問題把握】→【原因特定】→【原因を除去・変化】

➤問題は複雑に絡み合っており、絞るのは危険
➤除去や変化が不可能な場合もある
　例＞「問題は幼少期の過ごし方だ」

 Point

「これからどうなっていけば良い？」
「そのために今できることは？」を考える。

人は自身の解決の「専門家」であり、その
ためのリソース（資源・資質）を持っている

> 問題や短所ではなく良い所に目を向ける……×
> 問題や短所とされるものもリソースである…〇

➢持っているものはすべて、活かしうる「能力」

　例＞「落ち込みやすい」→「落ち込み能力」
　　　反省し、学び、次に活かせる力がある

不足分を足したり、歪みを矯正するのではなく、
既にある「売り」に気づき、使えるようにする。

【解決のためのステップ①】
例外への注目

■例外への注目
➢問題が起こらずに済んだ時、マシだった時
➢少しでもうまくいっていること、やれたこと
➢これからも続いてほしいこと

例外は、既に起こっている良い変化の一部。変化
は絶えず生じているため必ず存在している。

【解決のためのステップ②】
成功（例外）の責任追及

■成功（例外）の責任追及
➢例外の時と問題が起きた時で、違っていること
➢「どうやった？」「何が良かった？」
➢「どんな力が役に立った？」

例外が生じた理由や要因には、偶然ではなく、本
人のやりようによって再現できるものがある。

【解決のためのステップ③】
解決像・ゴールを設定する

■解決像：「こうなっていればいいな」イメージ
■ゴール：今度の目標

<ゴール設定のヒント>
① 大きなものではなく小さなもの
② 否定形（寝坊しない）より肯定形（早起きする）
③ 抽象的（早起き）より具体的（6時起き）

 Point

解決像は夜空の北極星（大体の方向）
ゴールは次の電信柱（具体的な目印）

 【解決のためのステップ補足】
落とし穴と考え方のコツ

■例外が見つからない、あっても全部「偶然」
➤そんな大変な状況でもどうにか生き抜いてこられた対処法や、理由・要因があるはず

■ゴールが厳しく達成不可能、または非現実的
➤「こうなっているべき」「すぐにこうなっていたい」に囚われている
➤一歩だけ進むとどんな状態？今と何が違う？

3章｜相談事例

事例 34 精神科に30年通院していても治らず、死んでしまいたい

相談者：40代男性、事務職

相談メール①

7月23日　11：44

私は「ものごころ」ついた時から神経質で、中学の時から対人恐怖になり、アトピー性皮膚炎もひどく、死ぬことばかり考えていました。実際に、手首にカッターを当てたこともあります。引きこもり状態で、母親に暴力をふるってしまい、母親は泣き、父親は「怠けるな」と罵声をあびせ、手をあげました。

これではいけないと思い、勇気を出して精神科を受診し、今まで30年服薬しています。結婚もしましたが、離婚しました。本年4月の人事異動で未経験の業務に従事することになりましたが、不安焦燥が強くなり、3か月休職しました。

最近になって、自分の病名が「気分変調障害」ということがわかりました。主治医から「あなたは甘ったれなんですよ」と言われたこともあります。

毎日、「死んでしまいたい」と漠然と思っており、会社も辞めてしまおうかと考えてしまい、復職に向けた意欲もわいてきません。主治医は、「稼ぐために働くのが当たり前で、あなたは余計なことを考えすぎる」と言い、目的本位・行動本位で活動するように言いますが、なかなか主治医の言う通りにはいきません。毎日が苦しく、本当に消えてしまいといと思います。精神科に30年も通院していても、精神疾患は完治せず、将来の希望もありません。よきアドバイスをお願いします。

ドクター山本の回答メール①

7月23日　12：08

メール拝見しました。お辛いご様子、伝わってきます。実際に診ていないので、正確なことは言えませんが、だいたいの状況は把握できます。メールからの印象ですが、あなたはとても優しい人のように思えます。アドバイスとしては、その優しさをご自身に最大限向けることです。自分を信じて、自分に優しくしていいのですよ。心理学のことばに「他人と過去は変えることはできないが、今とこれからの自分（の考えと行動）は、変えることができる」ということばがあります。自分を信じ、社会を信じ、未来を信じて、前向きに生活することをやってみてください。必ず、光は見えてきますよ。焦らないことです。あきらめないことです。主治医を信頼し、きちんと治療を継続することですよ。「解決志向ブリーフセラピー」のパワーポイントを添付ファイルでお送りします。参考にしてください。

相談メール②

7月23日 13：20

早速の返信ありがとうございます。しかしながら、未来を信じるとか、光は見える とか抽象的過ぎてよく理解できません。

治療を継続とありますが、30年通院しているのです。どう、未来を信じればよいの ですか？「優しすぎる」とか「感受性が豊か」とかいろいろ言われましたが、本人 にとっては辛いだけで気休めにもなりません。

ドクター山本の回答メール②

7月23日 14：22

メール拝見しました。お辛いですね。解決に向けて、時間をかけていいのですよ。

相談メール③

7月23日 15：14

解決とはどういう状態になることですか？

ドクター山本の回答メール③

7月23日 16：04

ひとそれぞれ違うかもしれませんが、今の辛さが軽くなることです。マイナス思考 からの解放もその一つです。あなたはどういうものを「解決」と思われますか？

相談メール④

7月23日 18：19

あなたはどう思うかと問われ、ドキッとしました。新聞でこのメール相談のことを 知り、辛いことを書きなぐれば、答えが見つかるような気でいました。これからの 自分を変えるのは、自分しかないのですね。過去の辛かった事柄にとらわれ、過 去ばかり見ていました。

主治医に対しても、なにか神様のご神託のような魔法の言葉を期待していたのかも しれません。皆それぞれ生きていく上で、悩みを抱えているのですね。いつもなん で私ばかりこんな苦しい思いをしなければいけないのかと恨んでいました。恨みか らは何も生まれないのですね。

返信の速さに驚くとともに、大変ありがたく、感謝しています。引き続き、よろし くお願いします。

ドクター山本の回答メール④

7月23日 20：57

嬉しいメールありがとうございます。主治医を信頼して、治療を続けてください ね。きっと元気になって、お仕事できるようになりますよ。

🎓 対応のポイント

　長年治療を続けている人からの相談に対する回答の基本は、主治医を信頼して、治療を継続することです。ただ、メールが送信されたころには、マンネリ化した治療に相談者が疑問を感じていることがあります。相談者のポジティブなところに焦点を当てた視点の転換のために、「解決志向ブリーフセラピー」のパワーポイント資料の添付は、とても有効です。また、相談者に自身の考え方の癖に気づいてもらう必要がある場合には、以下のようなツールを使用しています。

考え方の癖をチェックしよう

人によくある「考え方のくせ(出やすい考え)」です。当てはまり度合いをチェックしてみましょう。

○ ：あてはまる
△ ：少しあてはまる
× ：全くあてはまらない

※どの考えも持っていることの良し悪しはありません。
　全部当てはまることも普通です。

全か無か（All or Nothing）

ものごとを「白か黒か」「全か無か」と極端に考える
・作った書類に一カ所ミスがあり「完全に失敗した」
・「時間をすっかり無駄にしてしまった」

べき思考

ものごとを「〜すべき」「〜すべきでない」という視点で考える
・「この仕事は一人でやるべき」
・「こんなこと思うべきでない」
・「ダラダラすべきでない」

感情的理由づけ

自分の気分によって結果を決めつける
・「こんなに不安なのだからうまくいくはずがない」
・「面倒だから出来ない」

自己関連づけ

よくないことが起こった時、自分に責任がないような場合にも自分のせいにしてしまう
・取引先との契約交渉が成立しなくて「自分のせいだ」

自分 → 実際には他の要因が沢山あるはず。
（運・自分・同僚・先輩・景気・取引先・課長・業務体系・会社の体質）

深読み

相手の気持ちを一方的に推測して、そうに違いないと確信してしまう
・挨拶した相手の反応が薄い。
　→「嫌われている」
・上司が難しい顔をしている。
　→「上司は、私ができないやつだと思っているにちがいない」

バーンズ（2005）を参考に作成

事例 35 いつでも死んでもいいと思っています

相談者：50代男性、会社員

相談メール①

7月6日　14：59

産業医の先生から紹介がありました。ストレスチェック後の産業医の面談で、メンタルの病院に行くように言われましたが、行けないと言ったら、こちらにメールするように言われました。

今の悩みですが、

1．自分の価値がわからなくなってきています。

2．自分の考えを家族（妻と義父）に伝えることができないのです。

3．自分自身は病院に受診したいのですが、お金の問題で家族に相談できないのです。

4．僕は、今でも死にたい気持ちが強くあるのです。でも行動するのが怖くてできないのですが、いつでも死んでもいいと思っています。仕事で会社に来ている時が一番の安心の時です。

よろしくお願いします。

ドクター山本の回答メール①

7月6日　16：36

メール拝見しました。勇気を出してメール送ってくれてありがとうございます。産業医の先生は、あなたのことを心配して、メンタルの病院を受診することを勧められたのですね。私も同じ意見です。ぜひ、早めにメンタルの専門医を受診してください。ご家族に理解がないのは、辛いですね。結婚当初からそうではなかったと思いますが、家族の中でなにかあったのですか？

会社でお仕事をしているときが一番楽であると書かれているのは、とても嬉しいことです。職場の中には、産業医の先生の他にも信頼できる上司がおられると思います。上司の力を借りてでも、ぜひ早めにメンタルの専門医に診てもらってください。

それでは、ご質問の件、回答します。

1．（回答）いつから自分の価値がわからなくなってきたのですか？あなたは、職場で働いているのですから、職場の仲間やお客様ら、社会の人のお役にたっているのですよ。とても価値のある労働者なのですよ。誇りを持ってくださいね。

2．（回答）自信をもって、自分の考えを家族に伝えてください。あなたは、ちゃんとお仕事をして、稼いでいるのです。自信をもって、お仕事を続けてください。家族にお金を渡しているというのは、とても偉いことです。誰からも文句言われる人ではありませんよ。

3．（回答）結婚は、恋愛結婚ですか？お見合いですか？お子さんはいますか？結婚して何年になるのですか？奥様の家族から、文句を言われる理由があるのです

か？あなたが稼いだお金です。自分のために病院行くことは、とても大切なことです。家族に会社に来てもらって、上司にあなたが一生懸命に働いていることを説明してもらいましょう。

4．（回答）絶対に死んではいけませんよ。あなたご自身のために、家族のために、そして会社のために、社会のためにです。そのためにも、ぜひ、メンタルの専門医を受診してください。

相談メール②

7月8日　13：03

確認させてください。気持ちが落ち着かないですぐ死にたいってなるのは、病気としては「うつ病」になるのですか？そのほか、他の人に怒られたりすると過呼吸になったり、脈が速くなることもあるんですが、これは「パニック障害」なのですか？そのほか、息がしずらくなることもあるのですが、これも病気でしょうか？回答お願いします。

ドクター山本の回答メール②

7月8日　13：43

メール拝見しました。診断については、実際に診察していないので、あいまいなことは言わない方が良いかもしれません。ただ、一般的には、うつ病の場合、死にたくなる症状が出ることがあるので、きちんと治療を受けることをお勧めします。パニック障害でもアルコール依存症でもノイローゼでも統合失調症でも、自殺リスクはあります。どちらにせよ、病気によって死にたくなる症状が出ているのなら、専門医を受診して、適切な診断と治療を受けることをお勧めします。受診の結果をまたご報告してください。

相談メール③

7月10日　13：06

まだ、家族にも話していないし、病院にも行っていません。自殺したい気持ちを消すにはどうしたらいいですか？死にたくなってきているのですけど、その気持ちを消すにはどうしたらいいのですか。教えてください。もう耐えることに疲れました。

ドクター山本の回答メール③

7月10日　20：44

メール拝見しました。死にたい気持ち、強いようですね。お辛い気持ち伝わってきます。一度しかない人生です。命を大切にしてくださいね。家族にお話しできないなら、会社の上司にお話しして、上司と一緒にメンタルの専門医に診てもらいましょう。お薬の力を借りて、元気なあなたに回復しましょう。必ず良くなりますので、上司に相談して受診してみましょう。メール相談は、いつでもお受けしますので、死なないでくださいね。

対応のポイント

　希死念慮のある場合の基本は、辛さを受容しつつ、メンタルの専門医に診てもらうことに繋げることです。本人が自発的に受診しない場合は、家族や職場の人のサポートを求めることです。本事例では、家族のサポートが得られないことがネックですが、職場のサポートがありそうなので、そこに繋げるようにしました。

「自殺考えた」50歳代で30%超
　厚生労働省自殺対策推進室と警察庁生活安全局が毎年発表している我が国の自殺の状況によると、平成21年をピークに自殺した労働者数は減少を続けていましたが、平成28年以降、横ばいとなっています（図3－11）。また、厚生労働省が平成28年に行った自殺対策に関する意識調査では、自殺を考えた経験のある人の割合が23.6%となり、前回（平成23年）調査と同程度となりました。年代別では30歳代が28.7%となり、前回調査で最も高い割合であった20歳代が移行したとみられます。平成28年の調査で最も自殺を考えた経験のある人の割合が高かったのは50歳代で、30.1%に達しました。
　自殺した労働者数の増加傾向には歯止めがかかっているものの、組織において最も責任が重いと考えられる世代の自殺を考えた経験のある人の割合の高さは、注視する必要があります。

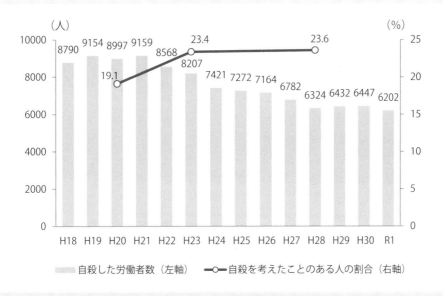

図3－11　自殺した労働者数の推移
厚生労働省・警察庁（2020）および厚生労働省（2017a）をもとに作成

事例 36 父親が早く死んでくれたら…
それより、私が早く死にたい

相談者：20代女性、会社員

相談メール①

9月2日　20：52

大学を出て、ようやく就職できたのに、残業で疲れて帰ったら、父親からいろいろな嫌味を言われる。家族から逃れたいために、就職してようやく仕事見つけたのに、父親から仕事のけちをつけられる。父を殺したいとは思いません。でも、父が早く死んでくれたら、これ以上の幸運は無いと思います。それより、私が早く死にたい。

ドクター山本の回答メール①

9月3日　10：06

メール拝見しました。お辛いご様子、伝わってきます。実際に診ていないので、正確なことは言えませんが、いろいろなことがあったのですね。家から離れたいために、就職して、一生懸命働いている様子、伝わってきます。お父さんのことはメールからではよくわかりませんが、いろいろなことが今までにあったようですね。心理学のことばに、「他人と過去は変えることはできないが、今とこれからの自分の考えと行動は、変えることできる」ということばがあります。あなたのことを心配して、いろいろなことを言うのは、お父さんの自由です。もっとも、あなたが傷ついて辛い症状を起こしていることは、お父さんとしては理解していないと思います。あなたの気持ちになって、もう少し思いやりある言葉をあなたに発してもらいたいとあなたが思っていることはその通りですが、お父さんに「あなたの気持ちになって言葉を選びなさい」と言っても、お父さんがその言葉に従うかどうかは、お父さんの問題（課題）です。

アドラーという心理学者が、「課題の分離」ということを言っています。すなわち、他人の領域に入るな、ということです。特に、身内であると、父親は娘（あなた）の領域に土足で入ってしまうことが多く、そのことで、あなたはすごくイラついてしまうのです。ここは、アドラー心理学の「課題の分離」を少し勉強して、自分のやること（自分の課題）に目を向けて、お父さんの干渉に振り回されないようにしてみてください。「早く死にたい」と書かれていますが、20代のあなたです。これから前途洋々です。あなたなりの生き方をしていいのですよ。あなたの人生ですから。お父さんにあなたの課題に踏み込んでもらいたくないように、あなたもお父さんの課題に振り回されることなく、あなたなりの今とこれからの課題に取り込んでみてください。逃げないことですよ。そうするうちに、光は必ず見えてきます。そのうちに、お父さんも自分の老後のこと（お父さんご自身の課題）を考え、お父さんの精神状態もよくなると思います。"アドラー心理学"、"課題の分離"をインターネットで調べてみてください。参考資料を添付ファイルでお送りします。読んだ感想をまた送ってください。

相 談 **メール②**

9月5日　22：30

メールと添付ファイル、ありがとうございます。「課題の分離」、なるほどと思いました。私は、昔から人がどう思うかをいつも気にして前に進むことができなかったようです。自分のために生きていいのですね。

ドクター山本の回答メール②

9月6日　6：30

メールありがとうございます。「課題の分離」というのは、これからの人生の中でも活かしていけますよ。もっとも「知識より体験（実践）」ですよ。

🎓 対応のポイント

　この相談者は、2年前から断続的な相談が時々あったケースで、背景はそれなりにつかんでおりました。医療機関も断続的に受診していることも知っておりました。その中での「死にたい」というメール相談です。家族（特に父親）との葛藤、自立できない自分への焦りが大きくなり、結果的に「消えて無くなりたい（死にたい）」という相談です。知的能力（IQ）は高い人という推測をしていましたので、「アドラー心理学」、「課題の分離」というテーマを、メールで返すことで対応しました。

アドラー心理学のすすめ

「うつ」にならない
アドラー心理学のすすめ

2017.3.12　公益財団法人パブリックヘルスリサーチセンター主催「ストレス科学シンポジウム：第7弾うつにならない —毎日をいきいきと過ごすために—」
『うつにならない "勇気"～アドラー心理学の考え方』八巻秀（駒澤大学心理学科教授）より一部抜粋有

3章

相談事例

アドラー心理学とは

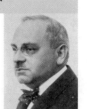

■オーストリアの精神科医
　アルフレット・アドラーが創始

■正式名称は「個人心理学」

■「どうすれば幸福になれる?」
　「そのためにどう生きればよい?」
　についての答えを明確に提示

■真に幸福になるための鍵は「勇気」だと唱え、
　別名「勇気（づけ）の心理学」と呼ばれる

アドラーと「勇気」

・一般的な「勇気」（デジタル大辞林）
➤いさましい意気。困難や危険を恐れない心。

・アドラー心理学の「勇気」
➤自分の人生を有益（建設的）なものにしていく
　ような内面的な動き

> アドラー的「勇気」の2つの要因
> ① 活動：目標に向かう運動のもと
> ② 共同体感覚：あらゆるものとの関わり

アドラーと「目的論」

■原因論…過去の原因によって今がある

① 自分を責める（かわいそうな自分/悪い自分）

➤被害者意識、他者排除

② 他者を責める（悪いあなた/あの人）

➤他者責任追及、悪者探し

■目的論…これからの目的によって今がある

③ ??? ◁ アドラーによる第3の考え方

アドラーと「うつ」

> うつ病の患者は自分自身を責めている。
> だが、心の奥では他者を責めている。

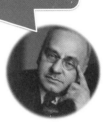

- 「うつ」になると自分を責め、他人も責める
- ➢ 原因論の渦に巻き込まれる

⇒「うつ」状態とは
　勇気を増やす必要がある状態

「うつ」にならない"勇気"を増やす3つの要素①対話主義

<八巻秀、ストレス科学シンポジウム：うつにならない「うつにならない"勇気"〜アドラー心理学の考え方」より抜粋>

> 人間の悩み・問題はすべて「対人関係」の悩み・問題である。
> その問題は、人が他者に関心を持っている時に限って、解決可能なのだ。

【勇気が高まる基本の言葉】

ありがとう　うれしい　助かる

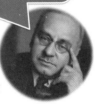

- ➢ 使える場面を積極的に見つけ、声に出して使う（めげずに続ける）
- ⇒ 人と対話しながら、よい関係を作ろうとする

「うつ」にならない"勇気"を増やす3つの要素②貢献感

<八巻秀、ストレス科学シンポジウム：うつにならない「うつにならない"勇気"〜アドラー心理学の考え方」より抜粋>

> 苦しみから抜け出す方法はたった1つ。他の人を喜ばせることだ。「自分に何ができるか」を考え、それを実行すればよい。

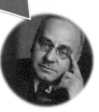

⇒ 他人に貢献しようとし、できていると実感する（貢献感♪）

3章　相談事例

「うつ」にならない "勇気" を増やす3つの要素③楽観主義

<八巻秀．ストレス科学シンポジウム：うつにならない「うつにならない」"勇気" ～アドラー心理学の考え方> より抜粋>

> 楽観的であれ。過去を悔やむのではなく、未来を不安視するのでもなく、今現在の「ここ」だけを見るのだ。

- **悲観主義**
  - ➤ 何ともならないと予想し何もしない
- **楽天主義**
  - ➤ 何とかなると予想し何もしない
- **楽観主義**
  - ⇒今何ができるか考え、行動する

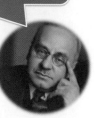

アドラーが好んだ「二匹の蛙」の話

> 二匹の蛙がミルクの入った壺のふちで飛び跳ねていました。突然、ミルク壺に落ちてしまいました。
> 一匹の蛙は「もう駄目だ」と叫んで諦めました。そしてガーガー泣いて何もしないでいるうちに溺れてしまいました。
> もう一匹の蛙も同じように落ちたのですが、何とかしようともがいて一生懸命泳ぎました。
> すると、かき混ぜたせいで足元が固まり、バターになりました。その上に乗って無事に飛び出せました。

⇒「どんな時でも必ずできることがある」と思うことが大切

アドラーと「自己決定性」

> 人間は自分の運命の主人公である。
> あなたを作ったのはあなた。これからの人生を決めるのもあなた。
> 自分に起こりうる全てのことは、自分の選択の結果である。

- 同じような過去を経ても、どう捉えるかは人によって異なる
- どう捉えるかで行動が変わる
- ⇒未来は今の自分の選択の結果であり、変えられうるもの

再び…アドラーと「目的論」

■原因論…過去の原因によって今がある

① 自分を責める（かわいそうな自分/悪い自分）

➤被害者意識、他者排除

② 他者を責める（悪いあなた/あの人）

➤他者責任追及、悪者探し

■目的論…これからの目的によって今がある

③ 「今、自分にできることは？」と考える

➤自分の行動を重視、貢献的

アドラーと「幸せ」

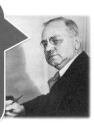

不健全な人は、相手を操作し、変えようとする。健全な人は、相手を変えようとせず、自分が変わる。
重要なことは、何を持って生まれたかではなく、与えられたものをどう使いこなすかである。

⇒ "勇気" を持てば、
　　人はいま、この瞬間からでも "幸せ" になれる

解説と対策

　2000年に全国の労災病院で電話相談が、横浜労災病院でメール相談が始まったきっかけは、まさに自殺者急増という社会的な背景がありました。2003年に発表された「第10次労働災害防止計画」では、メンタルヘルス対策の強化が謳われ、その中で「横浜労災病院を労働者のメンタルヘルス相談の中核施設に」と位置付けられました。

　現在、国の事業としては、厚生労働省が設置する勤労者向けのメンタルヘルス・ポータルサイト「こころの耳」が展開されていますが、相談業務の大きな役割は、自殺の予防にあります。20年の経験から、メール相談の役割はこれからも大きいと考えます。相談者からのメールに書かれた情報は、対面や電話での情報に比べて少なく、対応に時間差（非同期でタイムラグ）があります。それだけに、慎重にかつ自殺予防に実効的なものであることを心がけたメール対応が求められます。

　その基本は、①「死にたい」気持ちに共感しながらも「絶対に死なない」約束をすること、②メンタルの医療機関に繋げること、③その上で、相談者の生きる力をサポートする、という姿勢であり、常にこれを念頭においてメール相談に臨んでいます。相談者自らが「気づき」と「セルフケア」ができるような、「解決志向ブリーフセラピー」、「アドラー心理学」、「アサーション」などのパワーポイント資料を添付することも有効です。

6. ストレスチェック制度

　2015年12月から実施が義務化されたストレスチェック制度。この背景には、職場における
メンタルヘルスの様々な課題があり、その対策の一環として、ストレスチェック制度が成立しま
した。現場からのさまざまな声（質問や疑問）にも、メール相談では回答しています。

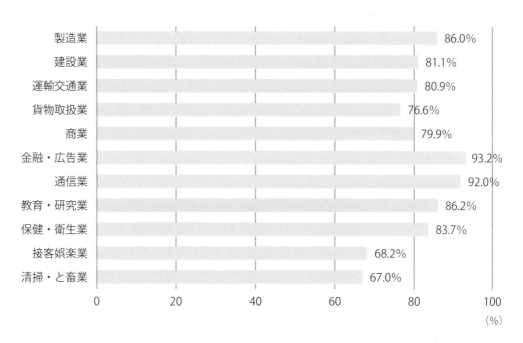

図3－12　2017年6月末までにストレスチェック制度を実施した事業場の割合（主な業種別）
　　　　厚生労働省（2017b）のデータに基づき作成

事例 37 どう取り組めばよいのでしょうか

相談者：50代男性、総務課長

相談 メール①

2016年4月8日　14：10

従業員130人の製造業の会社で、総務課長をしています。ストレスチェック制度が発足して半年になりますが、準備が全くできていません。近くに開業している整形外科の先生に5年前から嘱託産業医をしてもらっていますが、「メンタルは専門じゃない」と言われ、積極的にやってもらえません。どう取り組めばよいか教えてください。

ドクター山本の回答メール①

2016年4月9日　16：21

ご質問ありがとうございます。この機会に、職場のメンタルヘルス体制というか、健康管理体制を整えてください。嘱託の産業医は「メンタルの専門じゃない」と言われているようですが、産業医には臨床の専門を求めるのではなく、従業員全体の健康管理の責任者になってもらいたいものです。産業医の先生であれば、ストレスチェック制度については、基本的なことを学ばれておりますので、職場として産業医を支援して、職場全体でストレスチェック制度に臨んでください。実際は、そんなに難しくありません。厚労省のホームページあるいは「こころの耳」を開いて、ストレスチェック制度の全体について、社長を先頭に、幹部、総務部で学んでください。

ストレスチェック制度は、産業医・衛生管理者が選任され、衛生委員会が活動している事業場で実施されることを大前提としています。衛生委員会が今まで開かれていなかったのならば、まず定期的に（月1回）、嘱託の産業医が来られた時に開くことから始めてください。そこで、ストレスチェック制度のポイントを課長さんから説明してください。この点については、すべて「こころの耳」を閲覧すれば書かれています。決して難しくはありません。わからなければ、専用の相談窓口が「こころの耳」にありますので、気軽に相談することです。

〈ストレスチェック制度のポイント〉
①総合的なメンタルヘルス対策の一環である
②ストレスチェック制度の目的は、一次予防（全従業員に、ストレス状況について気づきを促し、個人のメンタルヘルス不調のリスクを低減させること）が主な目的であって、二次予防（うつ病等の精神疾患の早期発見）が目的ではない
③法律上の実施義務は事業者にあるが、事業者は、個人結果に関する情報を、労働者から「医師による面接指導」の申出があった場合しか把握することができない
④産業保健スタッフ（産業医など）は、事業者に働きかけて、日常的な産業保健活

162

動の中で、労働者への相談対応を行いやすい体制を整備する

⑤ストレスチェック個人結果に関する保存義務は、事業者にある

⑥ストレスチェック制度は、一般定期健康診断と別物である

⑦ストレスチェック制度における「高ストレス者への医師による面接指導」は、「長時間労働者への医師による面接指導」とは別物である

何かわからないことがあったら、「こころの耳」を開いてください。私へのメール相談でもよろしいです。ストレスチェック制度のお陰で、職場のメンタルヘルス対策だけでなく、総合的な安全衛生体制が作られていきます。チャンスと思って、望んでください。拙著「ストレスチェック完全攻略」（日本医事新報社）も参考にしてください。

相談 メール②

2016年9月13日　14：14

4月に相談した者です。おかげさまで、産業医の先生の協力を得て、7月にストレスチェックを実施し、8月に集計を終えることができました。あとは、監督署に報告するだけです。ストレスチェック制度に会社一丸で取り組むことにより、職場の雰囲気がよくなったような印象を受けています。今後は、「こころの耳」を社員に定期的に広報していきたいと思っています。

対応のポイント

ストレスチェックの実施に当たって、事業者、産業医、衛生管理者の戸惑いは、当たり前のことです。メール相談がその戸惑いを解消するものであることを私は願っていました。メール相談されたことを称賛し、「こころの耳」につなげ、ストレスチェック制度をきっかけに職場の総合的なメンタルヘルス対策になればという気持ちを回答で伝えています。

3章 相談事例

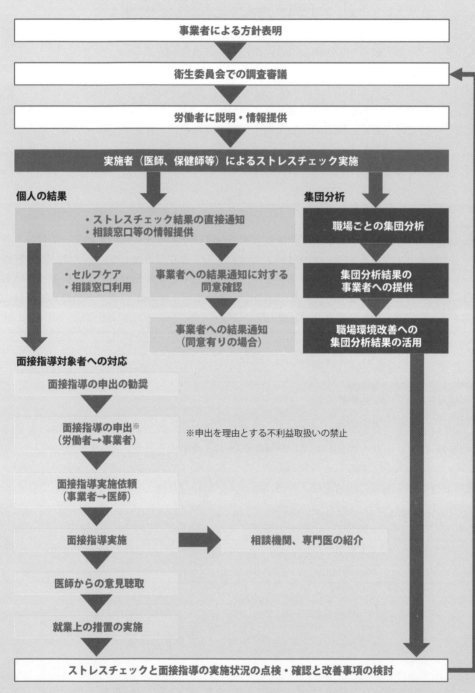

ストレスチェック制度の概要

事業者による方針表明

↓

衛生委員会での調査審議

↓

労働者に説明・情報提供

↓

実施者（医師、保健師等）によるストレスチェック実施

個人の結果

・ストレスチェック結果の直接通知
・相談窓口等の情報提供

・セルフケア
・相談窓口利用

事業者への結果通知に対する同意確認

事業者への結果通知
（同意有りの場合）

集団分析

職場ごとの集団分析

↓

集団分析結果の事業者への提供

↓

職場環境改善への集団分析結果の活用

面接指導対象者への対応

面接指導の申出の勧奨

↓

面接指導の申出※
（労働者→事業者）

※申出を理由とする不利益取扱いの禁止

↓

面接指導実施依頼
（事業者→医師）

↓

面接指導実施 → 相談機関、専門医の紹介

↓

医師からの意見聴取

↓

就業上の措置の実施

↓

ストレスチェックと面接指導の実施状況の点検・確認と改善事項の検討

図3-13　ストレスチェックと面接指導の実施に係る流れ
厚生労働省（2015）をもとに作成

事例 38 院長が実施者になれないのですか

相談者：60代男性、民間病院院長

2015年10月13日　10：19

私は、病床90床の民間病院の院長をしています。職員は、50人以上いますので、ストレスチェック制度の対象になると思い、厚労省のホームページなどを見て準備しているのですが、スタッフから「院長は実施者になれない」と言われました。私は、病院長として経営者として、そして産業医として、職員の健康管理の総責任者としての自覚があります。そんな中での「ストレスチェック制度」の実施に当たっては、実施者として責任をもってやりたいと思っていましたが、「院長は実施者になれない」と言われ疑問を持っています。なぜ、実施者になれないのか、ご説明お願いします。

ドクター山本の回答メール

2015年10月13日　16：23

ご質問ありがとうございます。先生と同じようなご質問を、今までも何人かから受けています。法律の中では、「実施者」になれる者として、「医師」、「保健師」、そして、規則にて一定条件を満たす「看護師」、「精神保健福祉士」の合計4者が示されています（※）。いずれも国家資格者でありそれぞれの法律にて守秘義務が課せられています。また、上記条件を満たしていても「実施者」になれない者は、規則にて「検査を受ける労働者について、解雇等の直接的な人事権を持つ監督者」と示されています。このため、院長は、医師であっても人事権を持つ監督者なので、実施者にはなれないのです。

このような仕組みの目的は、事業者による労働者への不利益な取扱いを防止することです。個人結果が本人の同意なく事業者に把握されてしまうと、解雇、退職勧奨、不当な動機・目的による配置転換や、職位の変更など、人事上の悪用が懸念されるからです。事業者には、「そのような考えがない」としても、労働者個人が「そのような可能性がある」と考えてしまうと、ストレスチェックに率直に回答してもらえません。それでは、ストレスチェック制度が形骸化してしまいます。

ストレスチェック制度の法律上の実施義務は事業者にあるので、院長先生は「事業者」として、院長先生以外の医師や看護師に「実施者」になってもらうことで、ストレスチェックを進めることが必要となります。なお、「高ストレス者」への医師による面接指導を院長先生がやることには、問題がありません。「高ストレス者」の医師面接の実施率を上げることで、個別のストレス状況を把握し、指導することや、職場環境改善への配慮が可能になります。

院長先生以外の医師、看護師等が「実施者」に選任されることで、職場全体で「メンタルヘルス対策」を行っているという姿勢につながります。院長先生は「実施者」でなくてもリーダーです。

※2020年現在、実施者は医師、保健師、歯科医師、看護師、精神保健福祉士もしくは公認心理師である。実施者とは、企画および結果の評価に関与する者を指す。

対応のポイント

　メンタルヘルス対策に積極的な院長先生の姿勢をサポートしつつ、ストレスチェック制度の本質（原則）をきちんと説明することです。法律の基本姿勢をメール相談の中で、伝えることは、労災病院医師の務めと考えています。

労働者に対する不利益取扱いの防止

【禁止事項】（法律による）

労働者からの医師による面接指導の申し出に対する不利益取扱い

　申し出を受けた時点で事業者が有する情報は、個人のストレスチェック結果のみであり、それだけで就業上の措置の要否や内容を判断することはできないため、この情報のみをもって、労働者に対する不利益な取扱いを事業者が行うことは禁止されています。

【禁止されるべき事項】（指針による）

①ストレスチェックを受けないことを理由とした不利益取扱い

②ストレスチェック結果を事業者へ提供することに同意しないことを理由とした不利益取扱い

③高ストレスと評価された労働者が面接指導の申し出を行わないことを理由とした不利益取扱い

④医師の意見と著しく内容・程度の異なる措置（労働者の不利益となるもの）を講じること

⑤面接指導の結果を理由とした以下の行為
  ・解雇
  ・雇用契約の不更新
  ・退職勧奨
  ・不当な動機、目的によると判断される配置転換、職位（役職）変更
  ・労働契約法等の労働関係法令に違反する措置

事例 39 今までやっていたストレスチェックの方が良かった気がします

相談者：40代男性、保険会社、人事担当課長

相談メール①

2016年3月3日　10：11

当社は、社員2万人程度の保険会社です。以前から、健康診断の一環でメンタルチェック（ストレスチェック）もしていましたが、ストレスチェック制度の義務化でチェックの項目が制限されたようです。従業員の総合的な健康管理をする上では、かえって調査項目が少ないために、社員のメンタルの情報が人事に入ってきません。この制度は、以前からメンタルヘルス対策を行っていた企業には、後退するもので、余り意味がないと考えますが、先生はどう思いますか？

ドクター山本の回答メール①

2016年3月3日　15：16

メールありがとうございます。以前から、ストレスチェックを独自に実施していた企業の人事担当者や健康管理室の人からは、あなたと同じような意見が寄せられています。まさに、ここのところに、今回の「ストレスチェック制度」の意義があるのです。「ストレスチェック制度」は、「一般定期健康診断」と別物であるということです。よって、ストレスチェック「調査票」と健康診断の「問診票」は、別シートにするなど情報の切り分けが必要となります。

「一般定期健康診断」では、労働者に受診義務があります。その結果を事業者は知らなければなりません。その結果に基づく事後措置についても、事業者は医師の意見を聴いて、実施する必要があります。

「ストレスチェック制度」では、労働者に検査を受ける義務はありません。その結果を労働者の同意なく事業者に通知することは、禁止されています。また、労働者50人以上の事業場の事業者に検査実施義務があり、50人未満の事業場の事業者には努力義務とされています。

「一般定期健康診断」の実施に合わせて、「ストレスチェック」を実施することは可能です。しかしながら、上記の違いを理解した上で、ストレスチェック「調査票」と定期健康診断の「問診票」を別シートにするなどの情報の切り分けを行い、情報を取り扱う者や管理方法などを明確にしておくことが必要です。

今まで、「一般定期健康診断」の「問診票」の中で、メンタルヘルスに関する個人情報等が、労働者の同意なしに事業者に自動的に流れ、人事等に悪用されていた可能性があったことも否めません。「ストレスチェック制度」では、個人情報の扱いやメンタルヘルス対策の基本的な姿勢が提示されたと私は評価しています。人事等にメンタル面の個人情報が入りにくくなった印象を受けるかもしれませんが、長い目で見ると「ストレスチェック制度」が定着することで、会社のメンタルヘルス対策が進んでいくものと思っています。

相談 メール②

2016年3月5日　10：37

ご回答ありがとうございます。少しわかってきました。メンタルの情報は、慎重に扱わなくてはいけないことなのですね。

ドクター山本の回答メール②

2016年3月5日　11：35

メール拝見しました。ご理解いただいてうれしいです。労働者の健康情報は、メンタル面だけでなく、身体的な情報、家族情報も含め、全て慎重に扱うことが原則です。

🎓 対応のポイント ▶

　今まで、積極的にメンタルヘルス対策をやっていた企業、ストレスチェックを先行していた企業の人事担当者、健康管理担当者からの相談に対しては、「一般定期健康診断」と「ストレスチェック制度」は、スタンスが違うことを、返信の中で、お話ししています。

　一般健康診断は、二次予防が目的であり、全ての事業者に実施の義務があり、労働者は受検の義務があります。事業者は、労働者の同意なくて、結果を見ること可能ですが、「ストレスチェック制度」では、個人情報の取扱いが一段と厳密になっており、そのことをメール返信の中で、伝えるようにしています。決して、後退ではなく、本来の姿（姿勢）に戻すことであるというスタンスで返信をしています。

「ストレスチェック制度」は、一次予防が主たる目的

一次予防：メンタルヘルス不調を未然に防ぐ

　メンタルヘルス不調になる可能性は、誰にでもあります。「ストレスチェック制度」は、メンタルヘルス不調の一次予防（未然防止）を主な目的としています。一次予防では、ストレスの自己管理である「セルフケア」と、管理監督者による部下への支援や環境整備などによる「ラインケア」が中心となります。

二次予防：早期発見・対応で重症化を防ぐ

　「一般定期健康診断」は、病気の二次予防（早期発見・対策）を主な目的として行われています。一方、「ストレスチェック制度」は、うつ病等のメンタルヘルス不調者を見つけることが目的ではありません。ただし、「高ストレス者」が医師面接を受けることで、メンタルヘルス不調者を早期に医療に繋げるなどの対策の役割を果たすことができます。

三次予防：職場復帰支援・再発の予防

　メンタルヘルス不調により治療を受けた人が回復し、円滑に職場に復帰し、再発を防止するための支援などの取組み（三次予防）では、復職後の労働者のメンタルチェックに「ストレスチェック制度」が力を発揮します。

事例 40 医師面接を受けなくてはいけないでしょうか

相談者：20代女性、会社員

相談メール①

2016年6月10日　19：24

入社3年目の事務職です。1年前からうつ病で、近くのメンタルクリニックを受診してお薬をもらっています。会社には、通院中であることは報告していません。治療のお陰で、体調は良く、会社を休むこともありません。ただ、先日行われた「ストレスチェック」で、「高ストレス」と判定され、医師面接を勧められています。通院中であることは、会社の人には知られたくありません。主治医がいるので、医師面接を受けなくてもいいのではと思っていますが、医師面接を受けなくてはいけないでしょうか。

ドクター山本の回答メール①

2016年6月10日　21：32

メール拝見しました。お悩みのご様子、伝わってきます。実際に診ていないので、正確なことは言えませんが、だいたいの状況は把握できます。問題を整理しますと、①ストレスチェックで「高ストレス」と判定された。②以前からメンタルクリニックを受診し、現在もきちんと治療を受けている。③症状は安定していて、会社を休むことなく、勤務している。④会社には、メンタルクリニックにかかっていることを知られたくない。ということですね。

私の意見を言いますと、①まず、メンタルの主治医に相談してみてください。②主治医に「会社の医師面接は受けなくて良い」と言われたら、医師面接を受けないでよろしいです。③もし、主治医から会社の医師面接を受けるように言われたならば、受けることをお勧めします。その際、現在、メンタルの専門医に診てもらっていて、「体調はよい」、「精神的にも安定している」とお話ししてみてください。④医師面接を受けることで、会社として改善すべきことなど、あなたが職場環境で悩んでいること、考えていることなどを率直に面接医師に語ることによって、職場環境等の改善がなされる可能性もあります。

どの選択にするかは、あなたにお任せします。よろしければ、主治医に相談した結果を後日、メールで報告してください。

相談メール②

2016年6月15日　18：25

先日は、相談にのっていただきありがとうございます。昨日、メンタルの先生のところに行って、相談してきました。「個人情報が会社に伝わるのが嫌ならば、医師面接は受けなくてよい」と言われ、すっきりしました。ありがとうございます。

ドクター山本の回答メール②

2016年6月15日　20：40

ご報告ありがとうございます。主治医を信頼し、今のお仕事を続けてください。

📧 対応のポイント

　「ストレスチェック制度」の柱の1つは、「高ストレス者」の「医師面接」です。そこで、原則的には、「高ストレス」と判定された労働者の医師面接を積極的に勧めるのが私のスタンスなのですが、この事例のように、治療中であり、本人が会社に知られたくないという事情がある場合は、治療中の主治医の判断に従うことを原則として、対応をしています。

相談体制の利用に対する相談者の抵抗感

　児玉・高塚（1998）が行った2000名以上の勤労者を対象とした相談体制の利便性に関する調査では、勤労者が相談体制を利用しづらいと感じる要因として、図3－14の項目が挙げられています。「何をしてくれるのかわからない」、「秘密がもれると困る」、「人事考査に反映する恐れがある」という相談体制の利用に対する勤労者の誤解が相談利用を妨げている要因の半数以上を占めており、正しい情報を周知し、こうした誤解を解くことによって、メンタルヘルス不調者が適切な対応につながる確率を向上させることができるのではないでしょうか。

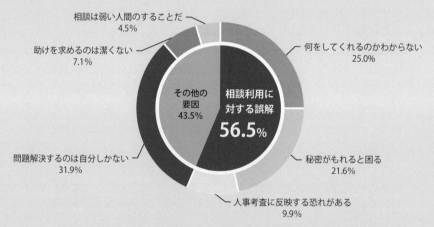

図3－14　勤労者が相談体制を利用しづらいと感じる要因
児玉・高塚（1998）をもとに作成

　また、同調査では、「プライバシーの保証」、「勤務時間外の相談」、「無料であること」、「人事考査に無関係であること」、「24時間体制であること」、「家族も相談可能であること」が、勤労者が相談に利便性を感じる条件の上位を占めました。これらの条件を整えることも、相談者が持つ相談に対する不安や抵抗感の軽減につながると考えられます。

事例 41　従業員30人でストレスチェックはできますか

相談者：50代男性、会社経営者

相談メール①

2018年11月10日　11：14

私は、社員30人の小さな町工場の社長です。ストレスチェックのことが経営者仲間で話題になっていますが、従業員30人でも実施することできるのですか？何か、公的支援も得られるという話も聞きましたが、具体的にはどのようにしたらよいのでしょうか？事業場は、横浜市にあるのですが、労災病院でストレスチェックを受けることできますか？お金はどのぐらいかかるのでしょうか？

ドクター山本の回答メール①

2018年11月10日　15：28

メール拝見しました。ストレスチェック制度は、労働者50人以上の事業場において事業者に義務づけられている制度ですが、50人未満の事業場の事業者には、努力義務とされています。実施しなくても罰則はありません。

ところで、労働者が個人として、ストレスチェックを受けるには、「こころの耳」で簡単に実施することが可能です。ただし、ストレスチェック制度に準じて事業場として実施するのであれば、ぜひ神奈川産業保健総合支援センターに「産業保健関係助成金」についてお問い合わせください。助成金がもらえるなら、その範囲内で「横浜労災病院勤労者メンタルヘルスセンター」が貴社のストレスチェック実施を全面的にサポートいたします。

相談メール②

2018年11月19日　10：29

ご回答ありがとうございます。今年度は助成金の申請はしませんが、来年度は考えたいと思います。とりあえず、従業員に「こころの耳」の中の「5分でできる職場のストレスチェック」を自主的にやってもらうことにしました。自分自身もやってみたのですが、結構ストレスがあることに気づきました。

ドクター山本の回答メール②

2018年11月19日　16：23

メール拝見しました。「こころの耳」でストレスチェックをされたのですね。ぜひ、社員全員にもやってもらってください。その上で、「ストレスが高い」という判定がでた従業員には、こちらのメール相談窓口を教えてください。もう少し詳しいストレスチェックである「メンタルろうさい」を提供することも可能です。

ところで、ストレスチェック制度が50人以上の労働者のいる事業場に限定されている理由ですが、労働者50人以上の事業場では、法制度上、「衛生管理者」ならび

に「産業医」が選任されていて、「衛生委員会」が設置されているという前提があるからです。50人未満の事業場では、努力義務になっていますが、社長さんのようなお気持ちで、従業員の健康管理、メンタルヘルスを考えておられるのは、とても嬉しいことです。産業保健総合支援センターや労災病院は、大企業に限らず、中小企業の事業者や労働者を支援する役割があります。さまざまなサービスがありますので、お気軽にご利用ください。

📖 対応のポイント

　事業者からの相談に対しては、まず相談してくれたことへの感謝の気持ちを伝えます。その上で、相談窓口の紹介をします。ストレスチェック制度に関しては、各都道府県に設置されている「産業保健総合支援センター」や「こころの耳」をまず紹介します。ストレスチェックは「面倒なものでなく、気軽にできる」という印象を事業者にもってもらうことを心がけています。

産業保健総合支援センターの業務

　（独法）労働者健康安全機構は、「勤労者医療の充実」、「勤労者の安全衛生」と「産業保健の強化」を理念に設立された厚生労働書所管の法人で、労災病院の他、産業保健総合支援センターや労働安全衛生総合研究所などを運営しています。産業保健総合支援センターは、全国47都道府県に設置されています。センターの業務を機構ホームページから引用します。

表3－12　産業保健総合支援センター（さんぽセンター）の業務

1．窓口相談・実施相談
　産業保健に関する様々な問題について、専門スタッフが実地又は、センターの窓口（予約）、電話、電子メール等で相談に応じ、解決方法を助言しています。

2．研修
　産業保健関係者を対象として、産業保健に関する専門的かつ実践的な研修を実施しています。また、他の団体が実施する研修について、講師の紹介等の支援を行っています。

3．情報の提供
　メールマガジン、ホームページ等による情報提供を行っています。また、産業保健に関する図書・教材の閲覧等を行っています。

4．広報・啓発
　事業主、労務管理担当者等を対象として、職場の健康問題に関するセミナーを実施しています。

5．調査研究
　地域の産業保健活動に役立つ調査研究を実施し、成果を公表・活用しています。

6．地域窓口（地域産業保健センター）の運営
　小規模事業場の支援を行っています。
　また、当機構では両立支援コーディネーター研修を実施しております。

（独法）労働者健康安全機構ホームページから引用

事例 42 集団分析について教えてください

相談者：40代女性、健康管理室保健師

相談 メール①

2018年10月11日　11：02

従業員500人程度のIT関連企業で、専属保健師として働いています。産業医は、近くの内科の開業医の先生に嘱託産業医として月1回訪問してもらっています。ストレスチェック制度が始まって、私が実施者として責任者となっています。IT企業なので、多くの社員がコンピューターに関連した仕事をしているので、ストレスチェックは外部の機関に依頼しないで、「こころの耳」を参考にWEBで実施しています。集団分析については、「努力義務」ということもあり、今までは余り注目していませんでしたが、今年で3年目であり、集団分析についてやってみようと思いますが、なにか注意すること、参考になるものありますでしょうか？

ドクター山本の回答メール①

2018年10月11日　14：29

メールありがとうございます。保健師さんとして、社員の健康管理のお仕事されていること、ご苦労さまです。嘱託産業医ともうまくいっているようですね。本制度の実施に当たって、外部の機関を使わず、「こころの耳」を参考に、社内でストレスチェックのシステムを作って運用しているのも立派です。

さて、集団分析を始めたいということですが、ぜひ実施してください。これについても「こころの耳」の中で詳しく説明されていますので、それを参考にしていただければよろしいのですが、私なりのアドバイスを申し上げます。

①データの比較は、職場の優劣を図るものではなく、実態をとらえるためにあるという姿勢で臨んでください。

②ストレスチェックによる集団分析の結果と保健師としてあなたが日常的に感じている印象との異同についての気づきも大切です。

③問題部署を指摘するというよりは、全体的な健康度の高い部署の特徴を調べてみてください。

④高ストレス者の割合の高さが個人的要因によるものか職場的要因によるものかは、医師面接や保健師面談でわかることが多いです。その意味でも集団分析と同時に「医師面接」や「保健師面談」の活動につなげるようにしてください。

⑤一回の分析結果よりも経時的（経年的）な動向に意味があります。これから継続的に集団分析をやってみてください。

⑥「こころの耳」の中に、集団分析のモデルケースが載っています。ぜひ、参考にしてください。また、将来的にあなたの会社が、モデルケースとして「こころの耳」で紹介されることを願っています。

⑦従業員の皆様にお渡しする結果報告書の中に、「こころの耳」サイトやこちらの

「メール相談」アドレスを載せてください。必要ならば、「メンタルろうさい」の紹介もしていただけると嬉しいです。

相 談
メール②
2018年10月12日　9：10
いろいろとアドバイスありがとうございます。「こころの耳」を参考に集団分析をやってみます。"メンタルろうさい"も紹介させていただきます。

ドクター山本の回答メール②
2018年10月12日　11：13
ありがとうございます。がんばってください。応援します。

📚 対応のポイント

　事業場内産業保健スタッフとして、ストレスチェック制度の実施者として活躍している相談者である保健師の活動に、エールを送ることから回答を始めます。その上で、これからの産業保健スタッフとしての活動に役に立つアドバイスをしていますが、なにか困ったら「こころの耳」を検索すること、いつでも「メール相談」があることを伝えるようにしています。

職場環境改善のためのヒント集（厚生労働省「こころの耳」掲載情報）

■ 職場環境改善のためのヒント集

職場環境改善のためのヒント集は、職場の従業員の参加のもと、仕事の負担やストレスを減らして、快適に安心して働くための職場環境に関する改善アイディアが盛り込まれている。
これらのヒントは、職場のメンタルヘルス改善やストレス対策のために、すでに行われ、役立っている事例を日本全国から集めて、全部で６つの領域、３０項目に分類してチェックリストとしてまとめられた。

このヒント集は、職場環境などの良否をチェックするものではない。職場で取り上げる改善策を選択形式で選ぶチェック方法となっている。

（平成14～16年度厚生労働科学研究労働安全衛生総合研究費「職場環境などの改善方法とその支援方策に関する研究」（主任研究者　下光輝一）の研究の一環として開発されました）

■ 職場環境改善のためのヒント集

職場環境等改善のためのヒント集

（メンタルヘルスアクションチェックリスト）

ダウンロードのページ

ヒント集のダウンロード(MS-Wordファイル, 665KB)

※職場環境改善のためのヒント集です。2004年春バージョンから修正はありません。

ヒント集を用いた職場環境等の改善マニュアルのダウンロード(MS-Wordファイル, 500KB)

※ヒント集を使った職場環境改善の進め方が解説されています。活用事例も紹介しました。

メンタルヘルスアクショントレーナーの手引きのダウンロード(MS-Wordファイル, 1300KB)

※ヒント集を使ったグループ討議のファシリテーターになるための詳細な解説書です。

職場環境改善のためのヒント集項目一覧表(MS-Wordファイル, 80KB)

※上記の手引きの附録です。ヒント集の項目が一覧できるので便利です。

■ 職場環境改善のためのヒント集

改善アクション領域		1	2	3	4	5
A	作業計画の参加情報の共有	作業の日程作成に参加する手順を定める	少人数単位の裁量範囲を増やす	個人あたりの過大な作業量があれば見直す	各自の分担作業を達成感あるものにする	必要な情報が全員に正しく伝わるようにする
B	勤務時間作業編成	労働時間の目標値を定め、残業の恒常化をなくす	繁忙期やピーク時の作業方法を改善する	休日・休暇が十分取れるようにする	勤務時間制、交代制を改善する	個人の生活時間にあわせて勤務調整できるようにする
C	円滑な作業手順	物品と資材の取扱い方法を改善する	個人ごとの作業場所を仕事しやすくする	作業の指示や表示内容をわかりやすくする	反復・過密・単調作業を改善する	作業ミス防止策を多面に講じる
D	作業場環境	温熱環境や視環境、音環境を快適化する	有害環境源を隔離する	職場の受動喫煙を防止する	衛生設備と休養設備を改善する	緊急時対応の手順を改善する
E	職場内の相互支援	上司に相談しやすい環境を整備する	同僚で相談でき、コミュニケーションがとりやすい環境を整備する	チームワークづくりを進める	仕事に対する適切な評価を受取ることができるようにする	職場間の相互支援を推進する
F	安心できる職場のしくみ	個人の健康や職場内の問題について相談できる窓口を設置する	セルフケアについて学ぶ機会を設ける	職場の将来計画や見通しについていつも周知されているようにする	昇進・昇格、資格取得の機会を明確にし、チャンスを公平に確保する	緊急の心のケア体制をつくる

職場環境改善のためのヒント集は、メンタルヘルス改善やストレス対策のために役立っている事例を日本全国から集めて、6つの領域、30項目に分類してチェックリストとしてまとめられたもので、職場でメンタルヘルス対策を行う上での改善アイディアが盛り込まれている。

解説と対策

　労働者が職場から受けるストレスの状況、自殺者の急増、精神疾患等の労災申請・認定件数の増加等を鑑み、労働安全衛生法が改正され（2014年）、事業者は、労働者に対し、厚生労働省令で定めるところにより、「心理的な負担の程度を把握するための検査」を行わなければならないとされました。これがストレスチェック制度の義務化です。

　この制度に関する法案の成立から実施まで1年間の猶予が設けられ、その間、事業者、人事担当者から、さまざまな疑問や質問がメール相談に寄せられました。また、ストレスチェック実施後も、労働者や事業者、健康管理担当者から、実務に関する質問がメール相談に寄せられ続けました。

　現場からのさまざまな相談に回答する中で、ストレスチェック制度の意義を改めて学ぶことができました。その背景には、日本国憲法の基本的人権の理念のもと、労働基準法、労働安全衛生法が制定され、メンタルヘルス指針、精神障害の認定基準、労働災害防止計画などが制定されてきた歴史があります。

　私は、「ストレスチェック制度は、戦後70年が経過し、ようやくできた労働者と事業者のための制度であり、世界に誇れる画期的な制度である」との認識のもと、メール相談に臨んでいます。

戦後の労働衛生行政等の流れ

国の労働衛生行政の原点は、日本国憲法の基本的人権の尊重の理念にあります。そこから労働基準法が制定され、労働安全衛生法が分離され、数度の改正の中で、さまざまな指針が示されています。表3－13には、労災病院の事業とともに、戦後日本の労働衛生行政の変遷を示しました。

表3－13　戦後の労働衛生行政年表

西暦	出来事
1946年	日本国憲法公布（1947年施行）
1947年	労働基準法制定
1972年	労働安全衛生法制定
1988年	事業場における労働者の健康保持増進のための指針
1992年	事業者が講ずべき快適な職場環境の形成のための措置に関する指針
1999年	心理的負荷による精神障害等に係る業務上外の判断指針
2000年	事業場における労働者の心の健康づくりのための指針 電通事件　最高裁判決（安全配慮義務、企業の責任） 全国労災病院に「勤労者心の電話相談」、「メール相談」開設
2003年	第10次労働災害防止計画でメンタルヘルス対策の強化
2004年	心の健康問題により休業した労働者の職場復帰支援の手引き （独法）労働者健康福祉機構発足 労災疾病等13分野医学研究・開発・普及事業の開始
2006年	労働者の心の健康の保持増進のための指針 自殺対策基本法
2008年	第11次労働災害防止計画で過重労働による健康障害防止対策
2010年	労働政策審議会建議「職場におけるメンタルヘルス不調者の把握および対応」
2011年	心理的負荷による精神障害の認定基準 労働安全衛生法改正法案（ストレスチェックに関するもの含む）国会提出されるも衆議院解散にて廃案
2013年	インターネットによるメンタルヘルスチェック＆サポートシステム "メンタルろうさい" 完成、普及開始
2014年	労働安全衛生法改正で、ストレスチェック制度制定（2015年施行）
2018年	第13次労働災害防止計画　働き方改革法案成立（2019年施行）
2019年	ハラスメント法案成立（2020年施行）

3 章

相談事例

［引用文献］

David D. Burns（著），野村 総一郎・夏苅 郁子・山岡 功一・小池 梨花・佐藤 美奈子・林 建郎（訳）（2005）．いやな気分よ、さようなら―自分で学ぶ「抑うつ」克服法，星和書店．

中央労働災害防止協会（編著）（2010）．職場における自殺の予防と対応（改訂第5版），中央労働災害防止協会．

児玉 隆治・高塚 雄介（1998）．メンタルヘルスサポートシステムの利便性に関する調査．加藤 正明，労働の場におけるストレス及びその健康影響に関する研究報告書：労働省平成10年度「作業関連疾患の予防に関する研究」，東京医科大学衛生学・公衆衛生学教室．

厚生労働省（2004）．心の健康問題により休業した労働者の職場復帰支援の手引き（平成24年7月改訂）．〈https://kokoro.mhlw.go.jp/guideline/files/syokubahukki_h24kaitei.pdf〉（2020年7月1日）

厚生労働省（2011）．心理的負荷による精神障害の認定基準
〈https://www.mhlw.go.jp/bunya/roudoukijun/rousaihoken04/dl/120118a.pdf〉（2020年7月1日）

厚生労働省（2015）．改正労働安全衛生法に基づくストレスチェック制度に関する説明会資料
〈http://www.mhlw.go.jp/bunya/roudoukijun/anzeneisei12/pdf/150422-1.pdf〉（2020年7月1日）

厚生労働省（2017a）．平成28年度自殺対策に関する意識調査
〈https://www.mhlw.go.jp/stf/seisakunitsuite/bunya/0000155452.html〉（2020年7月1日）

厚生労働省（2017b）．ストレスチェック制度の実施状況（別添）
〈https://www.mhlw.go.jp/file/04-Houdouhappyou-11303000-Roudoukijunkyokuanzeneiseibu-Roudoueiseika/0000172336.pdf〉（2020年7月1日）

厚生労働省（2019）．改訂 心の健康問題により休業した労働者の職場復帰支援の手引き―メンタルヘルス対策における職場復帰支援―，独立行政法人労働者健康安全機構勤労者医療・産業保健部産業保健課．

厚生労働省（2020）．令和元年度個別労働紛争解決制度の施行状況
〈https://www.mhlw.go.jp/content/11201250/000643973.pdf〉（2020年7月1日）

厚生労働省自殺対策推進室・警察庁生活安全局生活安全企画課（2020）．令和元年中における自殺の状況．〈https://www.npa.go.jp/safetylife/seianki/jisatsu/R02/R01_jisatuno_joukyou.pdf〉（2020年7月1日）

牧内 昇平・山本 和生（2013）．ひとメールで月600件の心の病相談にのる心療内科医，朝日新聞，2013年10月2日朝刊．

桃谷 裕子・山本 晴義（2010）．メンタルサポート教室 ―ストレス病の予防と治療のためのアプローチ―，新興医学出版社．

独立行政法人労働者健康安全機構ホームページ．「産業保健総合支援センター（さんぽセンター）」．〈https://www.johas.go.jp/shisetsu/tabid/578/Default.aspx〉（2020年7月1日）

労働省（1999）．心理的負荷による精神障害等に係る業務上外の判断指針
〈https://www.mhlw.go.jp/stf/shingi/2r98520000011ncr-att/2r98520000011npp.pdf〉（2020年7月1日）

高橋 祥友（2006）．医療者が知っておきたい自殺のリスクマネジメント（第2版），医学書院．

山本 晴義（1997）．スポーツ心身医学の実践．心身医療, 9, 285-289.

山本 晴義（2017）．専門医による職場訪問型復職支援の実際，山本 晴義・伊藤 桜子，メンタルヘルス不調をかかえた労働者に対する専門スタッフによる職場訪問型福祉職支援マニュアル（pp.8-36），独立行政法人労働者健康安全機構.

山本 晴義・桃谷 裕子・冨田 惠里香（2019）．産業保健スタッフによる"メンタルろうさい"保健指導 ―ストレス対処に着目したセルフケア支援―，独立行政法人労働者健康安全機構横浜労災病院.

4章

テキストマイニングによる回答メールの特徴分析

―"回答者複数制"メール相談の意義―

杉山　匡

　この章で紹介される相談事例は、実際の相談事例を参考に、相談者のプライバシーを考慮し作成されたものです。各相談事例に対する複数の回答者（カウンセラー）の回答メールを紹介し、共通点や相違点から相談者への対応方法を解説します。また、ドクター山本の回答メールも紹介します。

　なお、各相談事例の回答者は、公益財団法人パブリックヘルスリサーチセンターストレス科学研究所が主催しドクター山本が講師を務める、メール相談メンタルサポーター養成講座（中級）修了者の皆さんです。同講座には、臨床心理士や産業カウンセラーなどの心理臨床の専門家に加え、保健師や看護師、企業人事担当者など、様々な立場や経験年数の方々が参加され、各々のバックグラウンドを活かすことの重要性が指導されています。

1. この章で学ぶこと

　この章では、メール相談の8つの事例を紹介します。一般的なカウンセリングは、クライエントとカウンセラーが一対一で向き合う中で進められ、メール相談でもこの関係は同様です。しかしこの章では、実験的な試みとして、相談者から送信された1通の相談メールに対する複数の回答者（カウンセラー）によって作成された回答メールを比較し、共通点や相違点を探ります。抽出された共通点から、メール相談の回答者として欠かすことのできない姿勢を吸収し、一方で回答者の個性が発揮される部分はどこにあるのかを相違点から見出してください。

　複数の回答者によって作成された回答メールの共通点や相違点を探るために、この章では "テキストマイニング" という分析手法が使用されています。

カウンセリング後の振り返り

　心理援助やカウンセリングの目的は、相談者の心身の健康状態の回復です。心理援助やカウンセリングの内容によって相談者の復調の程度は大きく変化すると考えられ、その内容を振り返り、分析することは、カウンセラーを成長させ、次の援助の効果を高めます。しかし、振り返ることができるカウンセリング内容のほとんどは、音声や文字として残されたクライエントとカウンセラーのやり取りについての言語情報（テキストデータ）です。

　テキストデータの分析には様々な手法がありますが、量的に数値化されたデータと異なり、分析者の主観的解釈によって分析結果が左右されるという致命的な問題があります。カウンセリング場面で記録されたテキストデータに対しては、どのような言葉がどのような文脈で使用されていたのかなどを探る "分析" と、なぜそのように言葉が使われたのかについての "解釈" が行われます。従来のテキストデータの分析においては、"分析" と "解釈" の両方に分析者の主観が入る余地があり、分析対象となったカウンセリングが効果的に作用する理由についての客観的根拠を得ることが困難です。

テキストマイニングって何？

　この章で用いられている "テキストマイニング（計量テキスト分析）" は、"分析" に該当する作業から分析者の主観を排除するために使用されています。"テキストマイニング" は、文章を単語や品詞のレベルに機械的に分解し、単語の出現回数などの傾向から有益な情報を取り出すための分析手法の総称です。様々なテキストマイニングの手法が存在しますが、この章で用いられているのは、"多次元尺度構成法（MDS：Multi-Dimensional Scaling）" と "共起ネットワーク分析" に大別されます。いずれも分析結果が図示され、言葉の使用傾向を視覚的に把握することができます。なお、分析にはKH Coder3（樋口，2020）が使用されています。

● 多次元尺度構成法（MDS）

　文章中の単語と単語の使われ方の類似度を、図中の距離として視覚的に示すことを目的とした分析です。多くの場合、分析結果の解釈のしやすさを重視し、2次元の平面上に単語が布置され

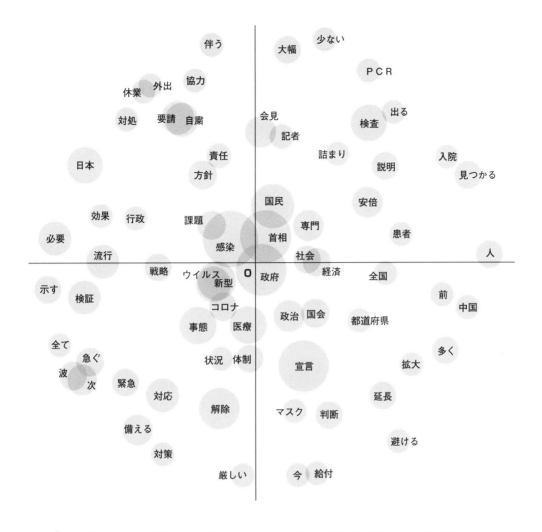

図4-1　新聞2社の社説についての多次元尺度構成法での分析結果

ます。平面上で近くに布置された単語どうしは、文章中での使われ方の類似性が高く、対角線上にある単語どうしは、反対の文脈で使用されていることを示します。

　図4-1は、2020年に新型コロナウイルス感染症拡大に伴い発出されていた緊急事態宣言が解除された際の朝日新聞および産経新聞の社説（ともに2020年5月26日付）を、多次元尺度構成法を用いて分析した結果です。平面上に多くの円と単語がペアとして布置され、円の大きさはペアとなっている単語の使用頻度の高さを表しています。新型コロナウイルス感染症対策の政策に関する内容であるため、“感染”、“首相”、“政府”、“宣言”などの単語の使用頻度が高く、大きな円で示されています。

　多次元尺度構成法の分析結果には様々な要素が示されますが、この章では、対角線上に布置された単語の違いから、文章全体の骨格となっている“柱”を見出すためにこの分析を使用しています。例えば、図4-1の上方向を見ると、“外出”、“自粛”、“協力”、“要請”、“PCR”、“検査”、“少ない”など、緊急事態宣言発出期間中に多くの国民が共通して強いられた社会的困難を説明する文脈で使われている単語が布置されています。反対に図の下方向には、“マスク”、“給付”、“(密

を）避ける”、“厳しい” など、個人個人の工夫や努力が必要とされた個人的困難を説明するための単語が確認できます。これらの単語布置の様子から、この図の縦軸は国民が直面した困難を表す軸であり、それが新聞2社の社説の1本目の柱であると考えることができます。

　図の水平方向に視点を移すと、右方向には、中国国内での感染症の流行に直面しても政府の腰が重かったことや、患者の搬送先や入院先が見つからず、たらい回しにされる事態が生じていたことなど、政府を批判する内容につながる単語が布置されています。反対に左方向には、強制力を伴わない自粛要請を主体とした日本特有の政策の効果検証を行い、検証結果に基づく経済活動再開後の感染症再拡大（第2波）への備えを急ぐよう政府に求める、どちらかと言えば政府に対する迎合的な見解を説明する単語が布置されています。こうした単語布置の様子から、この図の横軸が政府の政策に対する意見や見解に関する軸であることが分かり、これを社説における2本目の柱と解釈することができます。

　政治的課題についての新聞社の社説は、その課題の具体的問題点と政策に対する見解で構成されることが一般的であり、分析結果もこれと一致しているとみなすことができるのではないでしょうか。この例のように、この章では、多次元尺度構成法をメール相談における回答メールの内容分析に適用し、カウンセラーが作成した回答メールの“柱”を探ります。

● 共起ネットワーク分析

　文章中の単語と単語が1つの段落や文の中で一緒に使用されている状態を、その単語と単語が“共起している”と表現します。共起ネットワーク分析では、共起関係の強い単語どうしが“エッジ”と呼ばれる線で結ばれ、図示されます。エッジで結ばれた単語のまとまりから、分析対象とした文章全体を構成する文脈を解釈することが可能です。

　図4-2は、先ほどの新聞2社の社説に含まれる単語の共起ネットワーク図です。多次元尺度構成法の結果と同様に円と単語がペアとして示され、使用頻度の高い単語の円が大きく表示されています。単語と単語の共起関係には強弱がありますが、強い共起関係にある単語のまとまりを点線で囲まれたグループとして示しています。

　各グループに含まれる単語を見ることで、社説に含まれる文脈を読み取ることができます。例えば、①のグループには、“首相”、“会見”、“説明”、“国民” などの言葉が含まれ、専門家の意見に基づき策定された政府の政策について、国民に対して丁寧に説明する責任が首相にあることを主張する文脈が含まれていることが窺えます。

　②のグループでは、政府の自粛要請についての方針と国会会期の大幅延長を行わない方針に関する文脈が、1つのまとまりを形成しています。“方針” という言葉が共通しているため、2つの文脈が合体して示されたものと考えられます。①や②が比較的政府に対する否定的見解と関連が強い文脈を示すグループであるのに対し、③や④のグループは、これまでの取り組みを検証し、緊急事態宣言解除後の感染再拡大に備えた医療体制の整備を提言する、比較的前向きな意見の文脈であることが窺えます。

　また、残る3つのグループには、国民が直面した困難と関連する文脈と解釈可能な単語のまとまりもあり、政策の賛否に関する単語の共起関係が目立つものの、多次元尺度構成法による分析で示された2本の “柱” によって組み立てられた文脈の存在を、共起ネットワーク図から読み取ることができるのではないでしょうか。

　共起ネットワーク分析では、単語と単語の共起関係以外に、性別や年齢層などの外部変数と単語の共起関係を明らかにすることもできます。例えば、自由記述のアンケートを実施し、男性に

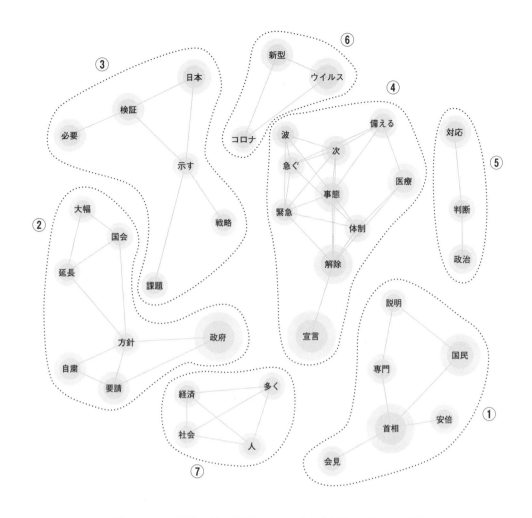

図4-2　新聞2社の社説についての共起ネットワーク図

特徴的な意見と女性に特徴的な意見を可視化したり、世代ごとに特徴的なコメントを抽出する際に、この手法が利用可能です。先ほどの社説であれば、新聞社ごとに特徴的な単語を抽出することによって、両社の意見の違いを探ることができます。

　図4-3は、新聞名という外部変数と社説内で使用されている単語の共起関係についての分析結果です。この図では、新聞名が記された四角形が確認できます。2つの四角形の間に挟まれたエリアに並ぶ多くの単語は、両紙の社説内で共通して利用されている単語です。新型感染症の拡大に伴い発出された緊急事態宣言が解除されたことが社説のテーマとなっていることが、両紙に共通して利用されている単語から把握できます。

　一方、各新聞名の四角形から図の外側方向に伸びたエッジの先にも、たくさんの単語が示されています。これらの単語は、各新聞の社説内で特徴的に使用された単語であることを意味しています。朝日新聞の社説では、"国会"、"延長"、"国民"、"説明" など、これまでの政府の取り組みに対する批判を展開するための単語が多く使用されていることが分かります。これに対して産経新聞の社説では、"社会"、"経済"、"医療"、"体制" など、緊急事態宣言解除後の課題を指摘するための単語が主に使用され、朝日新聞と比べると政権批判のトーンが弱いことが窺えます。

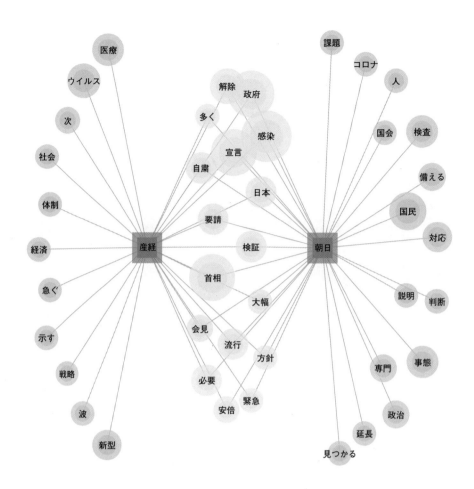

図4-3　各新聞社の社説で特徴的に使用されている単語

● 結果解釈時の注意点

　テキストマイニングを使用することにより、テキストデータの分析過程が機械的に処理され、分析者の主観が入り込む余地を排除することができます。しかしながら、機械的処理によって行間に潜む言葉の存在が欠落し、分析者が直感的に予測していたものとは異なる分析結果が出力される場合もあります。また、出力された分析結果の解釈は分析者自身によって行われ、依然として主観の入る余地が残されます。複数の専門家によって解釈を行うなど、分析者個人の主観が解釈に直接反映されにくい工夫をすることによって、テキストデータに対する科学的解釈が実現されるのではないでしょうか。

　この章では、テキストマイニングの長所を活用し、我々人間による主観的分析では見つけることが難しい、メール相談の回答者が回答メール（返信）を作成する際の客観的な"柱"や"文脈"に迫ります。心理臨床の経験を豊富にお持ちの方にとっては、違和感のある分析結果や解釈が示された事例もあると考えられます。テキストマイニングの弱点を読者の皆様のご経験やバックグラウンドによって補完し、機械的分析結果から導かれる解釈を皆様の心理援助活動の引出しの1つとして取り入れてみてください。

2. 回答メールの特徴分析

　この章では、実際の相談事例を参考に相談者のプライバシーを考慮し作成した8つの相談事例を紹介します。各相談事例に対して複数の回答者に回答メール作成を依頼し、回答メールの内容について、回答者間での共通点や相違点を "テキストマイニング" によって抽出しています。

相談事例の回答者

　計42名の回答者（男性：7名、女性：35名、年齢非公表の回答者を除く平均年齢：55.27±8.69歳）に回答メールの作成を求めました。いずれも、メール相談メンタルサポーター養成講座（中級）を修了された方ですが、心理臨床の専門家だけではなく、保健師や看護師、キャリアコンサルタントなど、様々な専門領域の方が、この試みに参加されました。回答者の皆さんがメール相談を活用されるフィールドは多様であり、ドクター山本が重要視する "各々のバックグラウンドを活かした回答" が寄せられることが期待されます。回答者の皆さんの心理相談の実務歴は、5年以上の方が21名、5年未満の方が17名、非公表の方が4名でした。

　この章の事例1〜5では、42名の中から無作為に選ばれた4名ずつの回答者によって、それぞれの事例の回答メールが作成されています。一方、事例6〜8では、各事例につき27名の回答者によって回答メールが作成されており、分析結果の客観性が高められています。

ドクター山本の回答メール

　この章で紹介する8つの事例の相談メールに対しては、ドクター山本も回答メールを作成しています。ドクター山本の心療内科医というバックグラウンドやメール相談のキャリアは、上述の42名の回答者とは大きく異なります。これらの違いが実際のメール相談にどのように反映されるのかについて、ドクター山本の回答メール読んで確認してください。

分析方法

　事例1〜5の各事例では、それぞれ4名の回答者によって作成された回答メールを統合し、ひとまとまりの文字データとしてテキストマイニングを実施しました。また、事例6と事例7では、それぞれ27名分の回答メールに含まれる文字データで同様の分析を行いました。一方、事例8では、心理援助の実務経験を持ち、なおかつ実務領域についての回答が得られた23名の回答メールを分析対象としています。事例6〜8の各事例では、回答者全員の回答メール本文を掲載することができませんが、分析結果の特徴を顕著に見て取ることができる回答メールを、この章ではピックアップして紹介しています。

職場の先輩との人間関係に悩む事例

相談者：40代女性、一般事務職
メールタイトル：ご相談

3月26日　19：31

ご担当者 様

職場の先輩との人間関係に悩んでおります。その他の人間関係、仕事の内容、業務量などの不安や不満はありません。

先輩は自分と同じの契約職員で、現在まで4年間同じ部署で、一日中、2人きりで仕事をする環境にいます。二人で一緒にする仕事はそれほど多くなく、はじめは親切に仕事を教えてくれたり面倒見の良い方だなと思いました。ただ、常に自分が何でも把握しておきたいようで、私のパソコンをのぞかれたり、電話の内容を聞いてきたりします。私の担当業務についても介入して、常に監視されているような窮屈さを感じます。先輩と私の意見が異なることが分かると不機嫌になり、感情をぶつけて、口をきかず、険悪な雰囲気になって、それが何日間も続きます。はじめは、先輩の気分を悪くさせたことを謝りましたが、その態度は私に対してだけで、他の方は先輩が怒っていることには気づいていません。先輩は明るく社交的な方で、負の感情を私以外にはみせません。また、突然不機嫌になることもありますが、二人きりのスペースでは大変居心地が悪く、仕事がしにくくなるので、先輩の意見には同意し、言葉づかいや態度に気をつけて、先輩の意見、話には否定的なことは言わないようにして過ごして来ました。

不機嫌な態度をとることは減ってきましたが、一ヶ月前にあることで逆ギレされてしまい、その件があってからずっと不機嫌な態度のままです。内心は心臓がドキドキして、夜中に恐ろしくなり目が覚めてなかなか寝付けないものの、先輩にはなるべく普通に接してきました。しかし、私を無視したり、取りつく島もない状態です。この状況を上司や周りの人には相談できず、人事権のある人に相談することも考えましたが、その方は先輩と親しく、付き合いも長いので、おそらく私の話を信じてくれないと思います。これまでのことも、周囲に相談したことが先輩に知られたら、さらにきつく当たられそうで怖くて、職場の人に一度も相談したことがありませんでした。ただ、いつまで自分が我慢できるのか、仕事に支障をきたしそうで不安です。4月からの契約は継続となりましたが、今の状況が知られたら、私の我慢がたりない、年長者に合わせられないことで、クビにされるのではと思ってしまいます。

今の職場には、部署や身分の変更はありましたが20年以上勤務しており、仕事を辞めることは考えていません。これまでに先輩のような態度をとる人とはあまり関わったことがなかったので、この4年間、また不機嫌になるのではないかとビクビクしながら過ごして来ました。日曜日の午後、月曜日からの仕事を思うと気分が憂鬱になりお腹が痛いです。現時点では配置替えの予定もなく、先輩との関係修復は

厳しく、そろそろ自分の心身もしんどくなってきてしまいました。自分の意見を通したことで人ともめたり、自分が話をしたことでおおごとになることが心配です。どのように対処すればよろしいでしょうか。アドバイスをいただけますでしょうか。宜しくお願いいたします。

回答者：産業カウンセラー、キャリアコンサルティング技能士（50代女性、心理相談実務歴：7年）

メールありがとうございます。あなたのお辛いご様子が伝わってきました。

職場の人に相談することができず、一人で悩んでいたあなたの思いを私におしえていただけてうれしく思いました。

20年以上勤務した中で、これまでに関わったことのないような態度をとる先輩との人間関係に悩まされているのですね。先輩に常に監視されているような窮屈さを感じたり、一ヶ月前に逆ギレされてからずっと不機嫌な態度のままで無視されたりしたのでは心身もしんどくなりますよね。一日の中で長い時間を過ごす職場での人間関係は大きなストレスを感じることでしょう。

「他人と過去は変えられないが、自分と未来は変えられる」という言葉があります。変えられない事を考えるより、自分を信じ、未来を信じて今できることを一緒に考えてみませんか。

たとえば、運動して汗を流したり、好きな音楽をきいたり、好きな香りを楽しんだり、お友達とおしゃべりしたり等、日常的に自分に合ったストレス解消法をこの機会に考えて実践してみてはいかがでしょう。

また、相手を尊重しながら自分の気持ちや意見を伝える「アサーティブ」というコミュニケーションがあります。周りのことを気遣ってなかなか自分の意見を言えない時に役立つので、インターネットで調べてみてください。

先輩のことを思うと、目が覚めてなかなか寝付けなかったり、憂鬱になりお腹が痛くなることがあるということですが、もしもそのような状態が続くようでしたら心療内科やメンタルクリニック等にかかることも考えてくださいね。

あなたの心身の状態が心配です。

今の状況をなんとかしたいと思って、メールをくださったあなたです。必ず、今の辛い思いを緩和する方法を見つけることができると私は信じています。

回答者：産業カウンセラー、キャリアコンサルティング技能士（50代女性、心理相談実務歴：8年）

ご相談者様

メールありがとうございます、拝見しました。人間関係に悩んでいらっしゃる様子よく伝わってきます。

近くで仕事をしている者同士であれば、一方が常に監視するような行動をとったり感情をぶつけてくるような態度をとると、他方は窮屈に感じるし険悪なムードになることも想像できます。気苦労が続いていらっしゃるのですね。詳しく職場環境や状況を説明いただいているものの、実際に目にしているわけではありませんのでわ

かりませんが、1点気になることがあります。

この先輩が、あなた以外に負の感情を見せることがないという点です。なぜあなたにだけこのような態度をとるのでしょうか。あなた以外の他の仕事仲間の方々が、すべてこの先輩の気に入るような態度を取っているとは考えにくく、あなたと何が違うのでしょうか。

こんな視点で考えてみました。このお仕事を始めた当初から、先輩社員と新入社員という関係であり先輩から仕事を引き継ぐといった状況から「仕事」のつながりばかりで、他の仕事仲間の方々のように、仕事からちょっと距離をおいてプライベートな自分も多少見せるような、そんな関係を持つ機会がなかったのではないでしょうか。自分のことを相手に話すと、相手も自分のことを話してくれるようになり、少しずつ関係が深まっていくきっかけになるものです。勇気をもって自分から近くなっていくことを試してみるような、今までとは少し違ったコミュニケーションをとってみてはいかがでしょうか。

ここまで頑張ってきたあなたですから、きっと大丈夫。もしコミュニケーションの方法がわからなければ、他の仕事仲間の方々の様子を真似たり、コミュニケーションスキルを学べる講座を受けてみたりすることもお勧めします。前向きにお仕事に向きあって、楽しい人生をお過ごしください。応援しています。

| 回答 メール③ | 回答者：臨床心理士、公認心理師、産業カウンセラー、キャリアコンサルタント（50代女性、心理相談実務歴：8年） |

メール拝読しました。

最初はとても面倒見がよかった先輩が、あなたを監視したり圧力的に接してこられているとのこと、お辛いうえに戸惑われている様子が伝わってきました。

そのうえ二人きりの職場では、気づまりなこと、逃げ道のないときも多いこととお察しします。

休みの日の終わるころにはお腹が痛くなるなどの症状もあって、ご不安でしょうね…一度病院を受診されると少しご安心できるかもしれません。

また、転勤の少ない職場で、このことを上司に伝えるのは難しい状況と伺いました。ただ…二人きりでこじれてしまった状況を、二人きりで修復していくというのは、ずいぶん難しさが高いように感じながら読んでおりました。

岡目八目といいますが、少し離れた関係の、あなたと先輩を知る上司や同僚に相談することは、今はまだ選択肢に残しておいてはどうでしょうか。もしかしたら、あなたが予想していたのとは、違うご意見をお持ちかもしれません。

もうすぐ4月、陽気の良い日には身体を動かしてみたりなど、仕事と全く違うことでの気分転換も、案外役立つことがあります。試してみられてはいかがでしょうか。試してみられて、どんな感じだったか教えてくださいね。

| 回答 メール④ | 回答者：産業カウンセラー（50代女性、心理相談実務歴：12年） |

メール拝見いたしました。

今まで誰にも相談されたことのないことをこうして、メールに書いてくださったことを嬉しく思っています。ありがとうございます。

職場の人間関係のお悩みとのこと、お辛い気持ち、お察しいたします。

常に監視されているような窮屈さを感じ、意見が合わないと態度を硬化させる先輩にあなたはたえず気を使っていらっしゃることが文章から伝わってきます。

相手に合わせたり我慢したりすることも大切な事ですが、今のあなたは、ご自身でも感じていらっしゃるように、そのことで相手の反応に過敏になり、お体の不調を感じ、心身ともに疲れが出てきているように思われます。ここは早急に対応策を考えていかなければいけない時期にきているのではないでしょうか。今の状況に過度に負担を感じるようであれば、相手の状況も考えながら、あなた自身の考えをきちんと相手に伝えていくことも大切なことです。勇気のいることと思いますが、どなたか周囲の方に思い切って、あなたのお気持ちや考えを話したり、場合によっては上司や人事に相談してみることもひとつでしょう。ストレスの解消のためには、仕事から帰ったらゆっくりお風呂に入る。お休みの日には軽いウォーキングや散歩などをするのもよいでしょう。何か興味の持てることがあれば自分の時間をそのことに使ってみるのもよいのではないでしょうか。

周囲の状況や先輩の様子など細かく観察されメールをくださったあなたです。

必ず、今より良い方向に進んでいくことができると信じています。

お話になりたいことがあればいつでもメールをくださいね。

少しでも早く、すっきりした気持ちでお仕事に向かうことができる日が来ることを願っています。

ドクター山本の回答メール

メール拝見しました。お悩みのご様子、伝わってきます。実際に診ていないので、正確なことは言えませんが、状況は把握できます。あなたは、仕事熱心で真面目なベテランの職員と想像されます。そのあなたが、最近、嫌な先輩との人間関係に悩んで、ストレス状況になっているようですね。仕事のことを思うと気分が憂鬱になり、お腹が痛くなると書かれていますが、職場ストレスが心身の不調につながっているようで、早々のストレス対策が必要と思われます。私なりのアドバイスを提示しますので、ぜひ実行してみてください。

心理学のことばに、「他人と過去は変えられないが、今とこれからの自分は、変えられる」ということばがあります。①今まで、この状況を上司や周りの人に相談できなかったようですが、まずは相談してみてください。②先輩の仕返しを恐れているようですが、自信ある態度で対峙してみてください。③その結果、配置転換の可能性もあります。職場（上司）もあなたの仕事ぶりを正当に評価してくれますので、今の悩みをきちんと上司に相談してみてください。

次に大切なことは、ストレス解消法の実践です。あなたは先輩のことを家に帰ってからも週末も頭から離せないでいるようですね。気分転換ができていない状況と思われます。ストレス対策には、ストレス解消法の実践が必要です。仕事以外の時間を有効に過ごすためには、ストレス解消につながる趣味や楽しみをたくさんもって実践することです。スポーツも有効です。頭の疲れ（悩み）は、身体を動かすことで気分転換できるものです。いつかやるのではなく、今日からやってみることが大切です。

そういうことをいろいろとやっても嫌な先輩が頭から離れなく、心身の不調が続くなら、一度、メンタルの専門医（精神科医や心療内科医）を受診してみてください。カウンセリングや薬物療法で症状が軽くなることもあります。

◆ 事例解説

相談者の要望を把握する

職場における上司や先輩など、自分より強い立場にある相手との人間関係に悩む相談者の事例です。相談者のとらえ方によっては、パワハラに関する相談事例として扱うべきケースであると考えられます。

この事例では、相談者が陥った困難な状況への対処方法についてのアドバイスを必要としていることが、相談メール内に記述されています。相談者のエネルギーが極端に低下したケース以外では、相談メールの末尾がサポート希求で締めくくられる（山本他, 2019）ことが多々あります。相談者が望むサポートが、情緒的であるのか道具的（手段的）であるのかなどを把握し、これに応えることが、回答メールの基本的な作成方針となります。

回答メールの特徴

4名の回答者が作成した回答メールには、多くの共通点があるように感じられます。ここでは、回答メールに含まれる特徴をテキストマイニングの一手法である多次元尺度構成法で分析した結果を紹介します。

図4−4は、4名の回答者が作成した回答メールに含まれる語の出現傾向を示しています。円が大きい語ほど回答メールの中に頻出していることを示します。また、よく似た使われ方をされている語どうしが近くに、異なる使われ方がされている語は遠くに布置されています。

この事例では、図の右側に "監視"、"窮屈"、"続く" など、相談者が過去から現在にかけて置かれた状況に関する語が布置されています。反対の左側には "試す"、"機会"、"持つ"、"いかが" など、今後行う対処行動につながる語が布置されています。この結果から、4名の回答者が作成した回答メールでは、相談者の苦境の整理が行われ、これに基づき今後の対処行動を勧奨する文章が記述されていると考えられます。

一方、図の上下方向に視点を移すと、図の上部に "ありがとう"、"辛い"、"様子" などの回答者が相談メールを読み相談者の苦境を受け止めたことを示す語や、"良い"、"方法"、"信じる" などの勇気づけを目的とした語が布置されていることが分かります。また、図の下部には "ストレス"、"解消"、"周囲"、"考え"、"伝える" など、具体的な対処方法についてのアドバイスと関連する語が布置されています。

この結果から、相談者に寄り添った情緒的なサポートや、対処方法に関する道具的（手段的）サポートが、回答メールには含まれていると考えられます。情緒的なサポートは、回答者が相談者の味方であることを示す言葉で記述され、どのような事例にも共通して含まれる要素であると考えられます。これに加えて、この事例では相談メールの

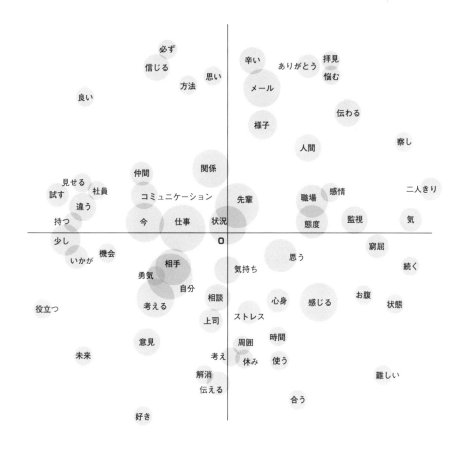

図4－4　多次元尺度構成法による職場の先輩との人間関係に悩む事例の
　　　　回答メールの分析結果

末尾に対処方法に関するアドバイスを望む記述があるため、回答者が道具的（手段的）
サポートも行っていると考えられます。

回答者の背景を活かした回答メール

　この事例の回答者は、全員が産業カウンセラーでしたが、回答者の年齢や職業、経歴
には、様々な違いがあると思われます。各回答メールに記述された、相談者が苦境を乗
り越えるための具体的なアドバイス内容に違いがあるのは、こうした回答者の背景の違
いによるものだと考えられます。相談者に勧める具体的対処方法に正解は存在せず、回
答者が自身の経験に基づくアドバイスを行ってよいのではないでしょうか。

　この事例では、相談者の注意がストレスの原因となっている"先輩との人間関係"に
向かっています。しかし、回答者がストレスの原因を除去する介入を行うことは、不可
能です。そこで考えられる手段は、相談者自身の注意を他の方向にも向けることです。
4種類の回答メールに記されたアドバイスは、具体的対処方法こそ異なりますが、どれ
も相談者の注意を先輩以外の方向に向かわせる内容であると考えられます。注意が先輩

から逃れることにより、ポジティブな気分で過ごすことができる時間が増え、相談者にとってのストレスの原因である“先輩との人間関係”の改善に前向きに取り組めるようになることが期待されます。

 ドクター山本の回答メール

　ドクター山本の回答メールでは、相談者の状況に対する心療内科医としての見立てが記され、ストレス対処の必要性が指摘されています。しかし、相談者にとってのストレスの原因は他者（先輩）の言動であり、原因を直接除去する対処を行うことは困難です。この事実を頭ごなしに指摘すれば、どんなに良い対処方法を提案しても、相談者が実行する可能性は低くなると考えられます。“心理学のことば”を引用して先輩の言動を変えることが難しいことを伝えることによって、上司や周囲への相談、ストレス解消法の実践などの対処を、相談者が実践に移す可能性は高くなるのではないでしょうか。

事例 2　新人看護師の不安

相談者：20代女性、新人看護師
メールタイトル：なし

相談メール

生きていくのが辛く、死にたいと思ってしまうのですが、このままじゃいけないので話を聞いてほしく、メールさせていただきます。

わたしは今日から看護師として働きます。まだ、研修も仕事も始まっていない段階なのですが、看護師として働くことが怖くてたまらないです。

大学での実習も辛く辞めたいと思いながらも友人に恵まれ頑張れたのですが、最後の実習で、看護師さんに「人とずれているといわれたことはないか？終末期の患者さんを苦しめただけじゃないか。」と指摘されたことがあったのですが、あれから自分はおかしいという思いがずっとあり、知らない人と接するのが怖くてたまりません。

そのように言われた理由はわかっているので、悪い点は直せば良いのですが、緊張しやすく、初めて接する人と話すのが苦手で、どんくさいものなので、自分の思うように行動できないことが多いです。これから命を預かる仕事につくのに、働くのが怖くてこのままじゃいけないと思うのですが、どうしても自信がなくただただ辛いです。

死んだら楽になるのにとばかり考えて、嫌々生きている自分が情けないのですが、どうしても働くのが怖くて、こんな人間生まれてこなかったらよかったと思ってしまいます。

回答メール①

回答者：産業カウンセラー、産業保健アドバイザー（70代女性、心理相談実務歴：20年）

いまのつらい思いをメールで送って頂きありがとうございます。

話を聞いてほしいその必死な思いが伝わってまいります。その行動、勇気にほっとする思いで読ませて頂いております。

「わたしは今日から看護師として働きます」とても力強いスタートを感じます。

しかし、いま歩む一歩に、看護師として怖くて進めない。

「命を預かる仕事につくのに、働くのが怖くてこのままじゃいけない、

どうしても自信がなくただただ辛い」と…。

不安もいっぱいでしょうが、生きたいお気持ちが伝わってまいります。

あなたの心優しさも伝わってまいります。

最後の実習の指導者のお言葉・指摘に、いまのご自分を見失う、死を重ねてしまうほどつらいお言葉に、人間に生まれてこなかったら…とすら、肯定・効力感も喪失させるほどだったのですね。

「緊張しやすく、知らない人と接するのが怖い、話すのも苦手、どんくさい、思うように行動ができない」と、ご自身を知ること、素直に表現されているように思い

ます。

とても大事な視点、素晴らしい洞察力を感じます。しっかりと受け止められていますね。

あなたのお力を発揮するのはこれからです。

回答メール② 回答者：産業カウンセラー、キャリアコンサルタント（50代女性、心理相談実務歴：なし）

○○さんの心の叫びが聞こえてくるようです。ほんとうに辛い思いをしていらっしゃるのですね。お辛い気持ちのなか、よくメールをしていただきました。ありがとうございます。

働くことが怖くてたまらない状況でも、このままではいけない、悪いところは直したいという思いを持っていらっしゃるということは、本来前向きで元気な方ではないかと思います。そんなあなたが、「辛くてたまらない、死にたい」というほどまで悩まれているのは、本当に辛く、こちらも胸が詰まります。

看護師として自信がないということで悩まれているようですが、それだけ、良い看護師になりたいという思いが強いからなのではないでしょうか。

貴方が看護師になろうと思ったきっかけは何でしょうか？看護師の仕事で、貴方は何をしたいと思っていたのでしょうか？

あなたは、大学での勉強も実習もこなしてきたのです。そんなあなたですから、これから患者さんに接しながら成長していけるはずです。

それでも、看護師という仕事に魅力がないと思われるのであれば、より楽しさを感じられる仕事を探すことも必要かもしれません。

しかし、何をするにも、最初は自信ないものです。他人と比べるのではなく、昨日の自分から今日一日分成長した自分を見てください。

人は、そのままで価値のある人間なのです。前向きで誠実なあなたの頑張りで、きっと患者さんからありがとうの笑顔が得られると思います。

自分の思いと向き合ってみてください。

回答メール③ 回答者：産業カウンセラー、キャリアコンサルティング技能士（40代女性、心理相談実務歴：非公表）

メール拝見いたしました。お辛い様子が伝わってきます。

看護師として第一歩という日を迎えられるにあたって、生きることそのものまでもが辛く、死にたいとさえ思っておられると書かれてありました。

今日の初勤務はいかかでしたか？

大学での実習中も、辛く、辞めたいと思いながらもご友人の支えもあり、必死で乗り越えてきたのですね。

実習先での看護師さんからの言葉が、あなたの中でずっと尾を引いていて、これからの仕事に対し不安な感情をもたらしているようですが、もしよろしければ、看護師になることを決意したときのことなどを、少しお聞かせ願えませんか。

あなたは、自分の短所も長所もご自分でしっかりと理解されているようですし、このままじゃいけないとも感じておられます。あなたがこの仕事を選び、今まで頑張ってこられたのも、看護に対する使命感や強い意志があったと思いますし、その

中にこそ、今の自分を変えたいと思う方法やきっかけがあるような気がしてなりません。

ただひとつ心配なのは、あなたが死んで楽になりたいと日々考えてしまうところです。ご存知かと思いますが、これはうつ病のひとつの症状でもあります。うつ病は脳に影響を与えてしまうため、前向きに物事を捉えることが難しくなります。あなたの身体から発信される "死にたいくらい辛い、この状況を何とかしたい" というメッセージ。一度、専門機関を受診し、今の "死にたい" 思いと "より良く生きたい" 思いに変えられるよう、ご自分の心と身体と向き合っていただきたいと思います。あなたには、絶対それが出来ると信じています。

どうか自分を信じて。私はあなたの生きたい気持ちを、応援しています。

回答メール④

回答者：産業カウンセラー（50代男性、心理相談実務歴：6年）

メール拝見しました。お辛いご様子が伝わって参ります。最後の実習で指摘されたことに、死にたいくらい傷ついたのですね。あなたはとても優しい方のように思います。

看護師に言われたことの理由はわかっているのですね。悪い点は直せば良いと思っていますので少しずつできるところから取り組んでまいりましょう。ほんの小さな変化がやがて大きな変化につながっていきます。あなたはご自分を客観視することができる方です。それは看護師という仕事には必要なのではないでしょうか。

看護師として働いていこうとしているが、怖くてたまらないのですね。緊張して思うように行動できないことが多いので、そういった不安感がますます恐怖心を大きくしているように思われます。看護師は特に慎重さを求められる仕事でプレッシャーも大きいと思いますが、あなたは慎重に、真剣に接していこうとされていると感じます。看護師には必要なものをもっているのではないかと思いますよ。

不安は、知らないから起こるとすると、あなたはこれからお仕事を通してわからないことがでてくるでしょう。常に不安な気持ちは付きまとうといえましょうが、それだけ前にすすんでいる証とみることもできるのかなと思うのですが、いかがでしょうか。

あなたのことを支えてくれる友人や先輩、ご家族もいらっしゃいます。ご自分を信じ、まずは一歩でも踏み出してみましょう。でも、どうしても辛いときはメンタルの専門医（精神科や心療内科）を受診されてください。またご連絡を下さい。

ドクター山本の回答メール

メール拝見しました。お辛いご様子、伝わってきます。実際に診ていないので、正確なことは言えませんが、だいたいの状況は把握できます。

「死んだら楽になるのにとばかり考えて、嫌々生きている自分が情けない」と書かれていますが、絶対に死んではいけませんよ。メールを読んだ私の印象ですが、あなたはとてもやさしい人のように思われます。同時に、あなたのような人こそ、看護師さんとして、患者さんに寄り添える人であると私は思います。また、看護師さんになれたということは、国家試験に合格したのだと思います。すごいじゃないですか。

あなたを苦しめる言葉を発した先輩の看護師さんは決して悪意があったとは思いませんが、あなたを傷つけたことは事実だと思います。先輩のことばに、あなたは死にたくなるくらい傷ついたのですね。

私はこんな言葉を患者さんにお話しすることがあります。人間は、「（他人のことばに）傷ついて、（自分の欠点に）気づく」というお話をします。ただ、それだけでは、お互い辛いです。そこで、私は、「傷ついて、気づいて、築く人間関係」まで成長すると良いですね、と言っています。また、人間は、傷つけていることに鈍感で、傷つくのに敏感である、という言葉も使います。

先輩看護師さんは鈍感なのです。傷つけられたあなたは敏感だったのですね。ですから、その傷つきを気づきでとめることなく、あなたがこれから素晴らしい看護師さんになる第一歩になる築きになることを私は期待します。

ことわざに「七転び八起」ということばがあります。「朝の来ない夜はない」ということばもあります。あなたは、すてきな看護師さんになれますよ、どうしても辛かったら、メンタルの専門医（精神科医や心療内科医）を受診してみてください。

事例解説

ライフイベントに伴う不安

　デビューを目の前にして大きな不安や恐怖感に苦しむ新人看護師からの相談です。人生の節目となるライフイベントに対しては、誰もが不安や緊張を経験するものであり、この事例における回答メールの作成方針は、様々な事例に応用することができるのではないでしょうか。

　相談メールの冒頭に「このままじゃいけないので話を聞いてほしく」と記述されていることから、プレッシャーに打ち勝ち前に進みたいという相談者の希望を読み取ることができます。相談者が自信を持って働くことができるようになることが、この事例が抱える問題の最終的な解決ではありますが、そのためには実際の業務を通じた成功体験が必要です。相談者が成功体験を得るための一歩を踏み出すための心理的な後押しをすることが、この事例での回答メール作成方針となるのではないでしょうか。

クライエント中心療法の活用

　相談メールには、看護学生時代の様々な体験が相談者目線で記述されています。第三者の立場では、学生時代にしかできない失敗やそれに伴う叱責を受ける貴重な経験をすることができたと見ることができます。しかし、相談者自身が看護実習を通じて気づくことができたのは、看護という仕事、対人関係に対する恐怖や不安でした。客観的視点から見た経験と相談者本人の気づきに大きなずれが生じていることが、「死にたいと思ってしまう」という思考の原因であると推測することができます。経験と気づきのずれを修正し、相談者の実現傾向を後押しすることが回答者の目標となりますが、これは対面のカウンセリングにおけるクライエント中心療法の考え方に当てはまります。

メール相談での傾聴

　クライエント中心療法でカウンセラーに求められることは、「傾聴」です。対面のカウンセリングであれば、表情や仕草など、発せられた言葉以外からもクライエントの気持ちを把握することができ、共感的理解の材料とすることができます。また、カウンセラー側も表情や相槌によってクライエントへの共感や肯定的関心を示すことができます。しかし、メール相談では電子化された文字だけが相談者と回答者をつなぐ道具であり、傾聴のための道具が対面のカウンセリングと比べて少ないことは事実です。

　だからと言って、メール相談で傾聴を行うことができないわけではありません。この事例の4名の回答者は、相談者が相談メールに記した気持ちを「死にたいくらい傷ついたのですね。」などのように随所で繰り返し、正しく受け止めたことを明確に示しています。また、相談者のネガティブな思考を決して否定することなく、相談者の体験とその時の思考に肯定的に関心を持ったことを示す言葉が綴られています。同時に、相談メールを読んで疑問を感じた点については、相談者に真意を尋ねています。

　メール相談でも、対面のカウンセリングの場合と同様に、共感的理解や肯定的関心、自己一致に基づく傾聴を行うことは可能です。回答者の傾聴的態度を回答メールの中にはっきりと示すことが、メール相談で傾聴を成立させる鍵なのではないでしょうか。

ドクター山本の回答メール

　4名の回答者と同様に、ドクター山本の回答メールにも相談者の苦しさを共感的に理解したことを明確に示す文章が多く記述されています。相談者が気づくことができていない本人の人柄にスポットライトを当て、それが看護師として必要な要素であるという客観的な現実と結びつける言葉がけは、気づきと経験のずれを修正するクライエント中心療法の目指すところと一致していると考えられます。

　回答者の立場や背景によってメールの中で用いられる言葉は全く異なりますが、ドクター山本も4名の回答者も、傾聴的態度で相談者を受け止めることを重視した事例ではないでしょうか。

4章 テキストマイニングによる回答メールの特徴分析

3 うつ病による無気力

相談者：40代男性、事務職、一人暮らし
メールタイトル：なし

相談メール

はじめまして。○○を見てメールしました。

今の状況を抜け出したいのに、すべきことが分からない、考える気力や行動する気力が湧かない状態で悩んでいます。今の状況から逃げても解決にならないので、死にたいと毎日思います。アドバイスを頂けますと幸いです。

目標、やりたいことが無く、毎日重苦しい気分で過ごしています。人生を無駄にしたくないと思いながら、生活は最低限必要なことだけやっている感じです。仕事は嫌々、家族とのコミュニケーションは無しの状態です。休日はほとんど家にいて、ベッドで横になりテレビを見ています。

夫婦関係が悪く、2年ほど前に妻が子供たちを連れて実家に帰ってしまいました。妻は私が家族の将来を考えていないことを理由に、私と暮らすつもりはないのですが、小学生の子供たちのために離婚の意思はありません。私は妻に愛情はありませんが、離婚する気力もありません。

仕事は、現在の部署に所属して11年目になりますが、12年前にうつ病と診断されて薬を続けていて、以前、数ヶ月間の休職を2回したことがあります。私は仕事を貯めて悩むタイプで、言われたことをマイペースでこなしてきた結果、主要な業務を任されず、年下の社員にミスを責められたことをきっかけに悩み、休職となってしまいました。今以上の仕事は出来ないと思い、ほとんど定型業務をしています。当然、やりがい、成長を感じることもありません。会社に行くのが憂鬱です。一方、このままでは出来る仕事が無くなる危機感もあり、担当業務の勉強を始めたものの、記憶に残らず業務に活かせていません。過去の仕事や出来事、自分の言動を思い出せないことが増えました。言いたいことや考えをまとめることに時間をかけ過ぎて、仕事が滞っています。部内に苦手な人が何人かいて、コミュニケーションがうまく取れない、したくないとも思います。自分以外の社員が優秀に見えます。

お返事を頂けると励みになります。宜しくお願いします。

回答メール①

回答者：臨床心理士、シニア産業カウンセラー（70代女性、心理相談実務歴：12年）

ご相談のメールありがとうございます。「今の状況から逃げても解決にならないので、死にたいと毎日思います」とのこと、実際にお会いしていないのですが、死にたいほどのお辛いお気持ち、伝わってきます。同時に「解決にならないので」とか「抜け出したいのに」という言葉から、状況改善へのお気持ちも伝わってきます。したいのにできない、という葛藤がことさらにお気持ちを苦しめているようにも思いますし、そこに相談者様の希望も感じました。お辛い中、よく相談してくださいました。

メールを読ませていただいて、本来は真面目で優しい人柄のあなた様ではないかと思いました。書かれているあれこれの症状は、うつ病の症状からくるものかもしれないと思います。一方で、もしかしてうつ病発症の引き金が、「言いたいことや考えをまとめることに時間をかけ過ぎ、コミュニケーションがうまく取れない、したくないとも思う」ということだったのかもしれないとも考えます。奥様が「家族の将来を考えていない」ことを理由に家を出られたとのこと。反論せず受け止めていらっしゃるのも、コミュニケーションの問題かもしれません。まだまだ改善の余地はあるように感じられました。

今の状況を抜け出したいのに、すべきことがわからないとのお問い合わせです。あなた様のコミュニケーションの苦手さに焦点を当てて、考えていきませんか？コミュニケーションは、自分自身の特性を知り、コミュニケーションスタイルを分析し、スキルとして練習することで、改善するものと思います。

お辛い状況を相談できる人を見つけてください。決して死なないでくださいね。改善と問題解決は可能と思います。よろしかったらまたメールください。ご一緒に考えていきましょう。

回答者：産業カウンセラー（50代女性、心理相談実務歴：5年）
メール、拝受いたしました。ご連絡ありがとうございます。
今の状況から抜け出したいのに、考えることや行動に出る気力がなく、どうすればよいかわからないとのことですね。あなたのお辛い気持ちが伝わってまいりました。ご家族のことやお仕事もうまくいっていないと感じ、焦り、不安を感じていらっしゃるのですね。また、毎日死にたいとも思うほど、悩まれているのですね。
どうか、絶対に死なないでください。私もあなたのことが心配です。
まだ小学生のあなたのお子さんのためにも、生きてください。
現在、通院はされていらっしゃいますか？
通院中であれば、主治医ともよくご相談していただくことをお勧めいたします。
お仕事の勤務状況などもお知らせいただければと思います。
12年前にうつ病と診断されたとのことですが、きっかけは年下の社員にミスを責められたことで、悩み、休職になってしまったのですね。
もう少し詳しい状況をお聴きできればと思いますので、これをご覧になられましたら、お返事をいただければと思います。それでは、ご連絡をお待ちしております。

回答者：産業カウンセラー、キャリアコンサルタント、看護師（女性、心理相談実務歴：7年）
メール拝見いたしました。死にたいと思う位つらい状況なのですね。そのような状況の中ご相談下さってありがとうございました。
うつ病で治療をされておられるとの事ですが、通院、内服は定期的にされていますか。気持ちが落ち込み何もする気力が湧かない、死にたい気持ちになる等うつ病の症状の悪化が考えられます。まずは主治医へ現状のご相談をして、内服をきちんとしてみましょう。受診先のカウンセラーの方へお話を聞いてもらう事も治療の1つです。気持ちが楽になり辛い状況の解決策を一緒に考えてくれます。

今あなたは何もできていないと思っておられますが、何とか現状を乗り越えようととても努力されていると私は感じます。毎日出勤し、今後の事を考え担当業務の勉強をはじめられましたね。できない事に目を向けるのではなくできている事にも目を向けてみませんか。仕事や勉強は日々の積み重ねで結果が出てきます。焦らずマイペースで取組み1日単位、1週間単位で考えると毎日の積み重ねが自信となり、時間はかかるかもしれませんが新しい目標ができる事と思います。

また、職場でのコミュニケーションが難しいご様子ですね。ご自身で仕事を溜めて悩むタイプと分析できています。仕事をする上で相談、報告、何気ない言葉のやり取りは業務を円滑にし、職場での緊張感を和らげることに繋がります。話しやすい方へ声かけからはじめてみましょう。

そして状態が安定してきたら今後ご自身がご家族とどのような関係でありたいのか考えてみませんか。あなたは家族の将来も考え仕事を続けておられるのではないですか。2年前までは奥様もうつ病のあなたを支えながら子育てもされてきたのですから、心も体も疲れてしまったのかもしれません。お互いの気持ちをきちんと話し合い今後の生活について考えていけるとよいですね。

私でよろしければいつでもご連絡をお待ちしております。

一緒に元気になる方法を考えていきましょう。

回答　メール④　**回答者：産業カウンセラー、特定社会保険労務士（60代女性、心理相談実務歴：非公表）**

メールをありがとうございます。

ていねいな文面から、お悩みのご様子がとてもよく伝わってきました。

メンタルな治療は長期に渡ることも多く、そのため就業の意欲を持てなくなる、休職制度等、様々なご事情で会社を去る人は少なくありません。そのような中、あなたはうつ病のお薬を服用されながら日々勤められ、定型業務を根気よく続けられ、さらに担当業務の勉強も始められたとのこと。なんて真面目な努力家さんなのだろうと感じました。

概して、治療と就労の両立には「疾病性」と「事例性」の両方の視点が大事です。疾病性とは、症状や病名など、医師が専門的見地から行う診断のことをいい、事例性とは、作業に時間がかかる、コミュニケーションがうまくいかないなど、日々接している周囲の人ならば気づくであろう職場における就業状態（客観的事実）のことをいいます。言いかえると、いつもと違うあなたへの気づきが職場にはあります。一方、主治医の先生は、診察室のあなたをご存知でも、日常の職場におけるあなたの様子を見ることができません。ですから、あなたが主治医の先生に、ここに書いてくださったように、具体的に職場でどのように困っているのか等をお伝えすると、今のこの辛さを和らげるような治療やお薬の調整等、お考えいただけるのではないかと思われます。

また、職場関係者と主治医の先生で連携を取っていただけるならば、職場においても、サポートや仕事の負荷などの調整を行ってもらえるかもしれません。

このような職場の支援、相談できる人などについては、後日、体調のいい折になどお教えいただけますと、よりお話が進むでしょう。焦らず、諦めず、あなたなりの向上の方法をゆっくり探してみませんか。

ドクター山本の回答メール

メール拝見しました。お悩みのご様子、伝わってきます。実際に診ていないので、正確なことは言えませんが、だいたいの状況は把握できます。メールからの情報ですと、うつの治療を12年受けており、夫婦別居でお仕事は続けておられるということですね。職場の人間関係にも悩んでおられるとのこと。メールを読んでの印象ですが、あなたはかなりの頑張り屋さんのように思えます。そのあなたが仕事への意欲をなくし、自信をなくしているようですね。心療内科医の立場からは、「うつ状態」になっている（あるいは、うつ状態が悪くなっている）ように思われます。メンタルの主治医がおられるようですので、次回の診察のとき、今の辛さをもう一度、きちんと主治医にお話しして、適切なアドバイスや薬物療法の調整をしてもらうことはいかがでしょうか。うつの治療を見直すことで、今の辛さが軽減されることはよくあります。

医師の立場でいうのも変なことですが、長年同じ患者さんを診ているとマンネリになってしまうことがあります。ですから、辛いことは辛いと現状を主治医にきちんとお話しすることで、今の辛さが打開されることはあります。

また、人間関係のコミュニケーションにも悩まれておられますね。コミュニケーションの悩みの解決法に、「アサーション」の考え方があります。その内容は、「相手を尊重して、自分の言いたいことをきちんと語る」というスタンスです。時間があれば、インターネットで「アサーション」を調べてみてください。人間関係の悩みを解決するヒントが得られると思います。自分を信じ、家族を信じ、主治医を信じ、未来を信じて、毎日の生活を送ってください。一か月後にその後の状況をメールで報告してください。

📖 事例解説

無気力との闘い

12年という長期に渡り、うつ病による服薬を続けている男性からの相談です。仕事や家庭、他者とのコミュニケーションなどのあらゆる面で前向きな行動を起こす気力が欠如していることが、相談メールの至るところに記されています。うつ病が長期化したことによるエネルギーの枯渇を疑う必要がある事例です。

一方で、「今の状況を抜け出したい」や「人生を無駄にしたくない」などの前向きな言葉も記されています。メール相談を利用するという行動そのものも状況改善の意思の表れであり、エネルギーが完全に枯渇してしまったわけではないことが窺えます。

相談者にわずかに残る気力を引き出し、小さなエネルギーでも実行可能な行動のヒントを示すことを、この事例で回答メールを作成する際の目標とすることができるのではないでしょうか。

回答メールの特徴

　4名の回答者が作成した回答メールを概観すると、共感的理解の姿勢を示す言葉の中に、相談者の説明を復唱し、整理するための文章が多用されていることが分かります。事例1と同様に、多次元尺度構成法によって4名の回答者が作成した回答メールに含まれる語の出現傾向を探ってみます。

　この事例では、図の下方向に "仕事"、"家族"、"うつ病"、"悩む"、"死ぬ" など、相談者がこれまでに直面した困難や、その際に経験したネガティブな感情に関する語が布置されています。これに対して、図の上方向には "主治医"、"治療"、"通院"、"相談" など、回答者が相談者に勧める今後の行動と関連する語が布置されています。さらに、図の下半分に注目すると、右方向に "仕事" や "家族" などの具体的で現実的な困難、中央付

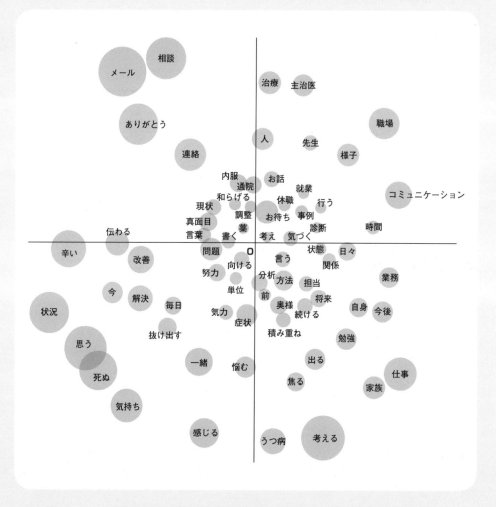

図4-5　うつ病による無気力に悩む事例の回答メールの多次元尺度構成法
　　　　での分析結果

近の "うつ病" を経由し、左方向に "悩む"、"死ぬ"、"気持ち"、"感じる" などの情緒的な困難に関する語が並んでいます。図の上半分に注目した場合も、右方向に "コミュニケーション"、"職場"、"主治医" などの具体的な語が布置されています。

　この結果から、回答メールが「整理—提案」、「現実的—情緒的」という 2 つの基本線によって作成されていることが分かります。また、相談者の説明の復唱による「整理」は、相談者が実際に直面した具体的困難の整理と、その際に経験した不快な気持ちの整理の両面で行われていることが示されています。

主治医への相談を中心とした対処の提案

　メール相談の最大の弱点は、相談者から得られる情報量が少なく（島・佐藤，2002）、正確な見立てが難しい点にあります。この事例では、相談者が長年に渡ってうつ病の治療を続けていることから、最も相談者の状況を正確に把握していると考えられる主治医の治療方針を後押しする方向に相談者を動機づけ、それを考慮した対処を提案することが求められるのではないでしょうか。複数の回答者が書いている、主治医や受診中の医療機関への報告や説明の方法の具体的提案は、主治医による相談者の正確な見立てのアシストにつながるものと期待できます。

ドクター山本の回答メール

　この事例では、ドクター山本も相談者の状況整理を優しい言葉づかいで行っています。現在の主治医への相談を推奨している点も、 4 名の回答者とドクター山本の回答メールの共通点です。両者の回答メールの違いは、主治医への具体的相談方法の提案量ではないでしょうか。ドクター山本の回答メールには、主治医に対してどのように苦しさを訴えるべきかについての言及が多く含まれてはいません。

　この違いの原因は、回答メール作成者の立場や背景の違いにあると考えられます。ドクター山本は自身が心療内科医であり、医師の治療を受けることの必要性について高い説得力を持った説明をすることができます。医師ではない 4 名の回答者の説明には、同様の説得力を持たせることが困難です。しかし、ドクター山本と比べ相談者に近い目線で相談者に寄り添うことができ、その視点で主治医への具体的相談方法の提案を行うことが可能です。回答者の立場や背景を回答メールに活かすことにより、この事例で紹介したすべての回答メールが、結果的に相談者のうつ病の治療を動機づける内容となっているのではないでしょうか。

相談者：40代男性、IT系企業、会社員
メールタイトル：**今後の仕事について悩んでおります**

**相談
メール**
今後の仕事について悩んでおります。私は40歳男性で、IT系企業の会社員です。半年前に、自分のいたチームが解散となり、それ以降は必要時に他のチームの手伝いをしております。私の所属したチームは技術職ではないので、会社としては異色の存在でした。部署が設置された10年ほど前は派遣社員でしたが、会社からの提案で契約社員、正社員へと身分が変わりました。私は技術職には興味が無いため、会社に所属するというより、自身のチームの運営にとって、そうすることが役に立つと考えての選択でした。解散後から現在まで、いくつかの手伝いを経験しました。好奇心は強い方なので、新しい作業に触れることは刺激的ですが、技術職自体には興味が持てません。とはいえ、以前のような仕事が発生する可能性も期待できないため、この会社にいる意味があまりないと感じています。また、会社自体について、正社員ではない時代から私が共感できる体質でないことは知っていました。しかし、正社員となり、より見えることが増え、会社のために技術職に挑戦しようとする意欲は持てないのです。

他に興味のあることはいくつかありますが、今後の人生を注ぐほどの覚悟があるのかと自己に問うと明確に回答できません。転職することになっても、このように覚悟が無い自分では、役にも立たず、成長や達成を見込めないのではないかと臆病になっています。私の元来の性格であれば、「生きるだけなら何とかなる」と安易に勢いで飛び出せましたが、未婚で、高齢の母と暮らしているため、安定した収入を手に入れる必要もあります。

最近はこういう思考を繰り返しています。そしてそこから出たいのに、出ない選択も可能であり、出ないことで得られるメリットもあることから、その中に何となく留まっているように思います。多分、自分が決意し、覚悟し、握り締めておけるものが欲しいのです。自分の中に、穏やかで一つのことには入れ込み過ぎないにしようとする自分と、激しくエネルギッシュに活動したい自分がいて、うまく同居できていないように思います。

それなりに自分を知っていると思っていましたが、ここまで書いてきて、私は自分を分かっていないとの思いがわきました。私は、働くことが好きだと思います。だから、仕事は、自分らしくいることができ、成長していく場にしたいです。そして、誰かの役に立つことにつながれば、それが幸せだと思っています。でも、今の自分ではどれが（どこが）その場なのかを見つけたり、判断したり、飛び込むことができません。このままじっとしていては、何でもないものになってしまいそうです。長々とすみません。何かきっかけを与えていただければ幸いです。

回答者：産業カウンセラー（60代女性、心理相談実務歴：8年）

メールを拝見いたしました。会社に共感出来ず、お仕事に生きがいや意味を見出せないで、もどかしく悩んでおられるご様子が伝わってきました。

社員は技術職が大半をしめ、その技術職には興味が持てない、そんな会社にご自身のチームの運営のために正社員となられたというわけですね。私はここを読んだ時、正社員という安定したポジションになられたということに、大きな安堵感を覚えました。ご自身もおっしゃっておられますように、未婚でご高齢のお母様と暮らされているとのこと、安定した収入のあることは一つの大きな安心材料です。また、将来、結婚ということになるとしたなら、正社員であるということはさらに大きなあなたの魅力の一つとなるのではないでしょうか。

あなたは働くことが好きで、仕事ではご自分らしくいること、仕事が成長していく場であること、そしてそれが誰かの役に立つことにつながること、これがあなたの理想の姿なのですね。本当にこんな風に生きられるといいですね。他の仕事をしてみたいと思うけれども、臆病になる自分もいる。穏やかな自分と激しくエネルギッシュな自分が葛藤状態となってしまうということなのですね。どちらも本当のあなたです。人間って本当に複雑ですね。しかしそこが愛すべきところでもありますね。そして、その二つの側面をだんだんと統合していくことが、人格向上につながるのではないでしょうか。

これは一つの提案ですが、折角、正社員の座を手に入れられたのですから、お仕事はこのまま続けられて、他に興味のあることをいくつかお持ちのようですから、そちらの方をやってみられてはいかがでしょう。その中で、もっと自分らしい自分を見つけることが出来るかもしれません。そちらの方で生き生きとした自分を感じることが出来れば、仕事を見る目も変わってくるのでは？

小さなことでもいいので、何か行動を起こして、また、メールを下さい。

回答者：産業カウンセラー（50代女性、心理相談実務歴：1年）

メールをありがとうございました。相談者さまがこれまでも、現在も、誠意をもってお仕事に取り組んでいることが伝わってきます。「自分を分かっていない」と書かれていますが、相談者さまはご自身を冷静に分析されています。

「穏やかで一つのことに集中しすぎないようにする自分と、激しくエネルギッシュに活動したい自分がいて、うまく同居できていない」と書かれていますね。ここで考えたいのは、その二つの部分が、仕事の場だけで「うまく同居していなければならないか」ということです。現在の状況は、「穏やかで一つのことに集中しすぎないようにする自分」ですよね。「仕事で誰かの役に立てれば幸せ」と書かれていますが、会社に貢献していますし、安定した収入を得られていることから、ご自身にも、お母さまにとっても「役に立って」います。

もしかしたら、「自分らしくいることができ、成長して、誰かの役に立つ幸せを味わえる」仕事や職場が見つかるかもしれませんし、仕事以外の趣味の世界などで、今は実現できていないと相談者さまが考えている「激しくエネルギッシュに活動したい自分」を発揮できる場が見つかるかもしれません。今のお仕事を続けながら、「できない」と決めつけずに、転職先も含め、じっくりと探してみてはいかがでしょ

うか。

探している時間は、「じっとしている」ことではありません。仕事について、自分について深く考える、人生にとって大事な時間です。無駄ではありません。将来への不安や焦りは、中年期には特に、誰もが抱く感情です。この時期に、そこにしっかりと向き合うことは、自身の成長と、今後の人生の豊かさにつながります。どうぞ諦めないでください。応援しています。

回答メール③ 回答者：シニア産業カウンセラー、キャリアコンサルタント（70代女性、心理相談実務歴：40年）

メール拝見しました。今まで10年関ってきたチームが解散となり、それ以後の働き方から、以前から会社自体が共感できる体質ではなかったが、ここにきて会社にいる意味さえ余り感じなくなってしまわれたのですね。

そして転職を考えても飛び込む確固たる自信がない。臆病になってしまうのですね。今、直面化しなければならなくなった、この先の仕事選びへの不安や迷い、お困り度がひしひしと伝わって参ります。ご一緒に考えてみましょう。

若い時と違って慎重にならなければならなくなった選択基準も増えている。チャレンジしたい気とセーブする思いが交錯しているけれど「これが自分だと思える仕事を得たい」「人に役立つ・自分が生かされている仕事を持ちたい」というお気持ちと推察しましたがいかがでしょう。

人生半ばの40代は今までの体験の繰り返しから、自分で何をしていきたいかどうなりたいかに向けて仕事を含めた自己実現に向かう時代と云われています。

生きかたの方向性がおぼろであれば具体的な仕事を通して自分の思いを確認して行くのも一案だと思います。あなたには長年チームの運営に関ってきたお力があります。「生きるだけなら何とかなる」という信念は、逞しい。人として大切な生きる全てのエネルギーの源だと思います。

VIP職業興味テスト、一般職業適性検査GATBなど、今のご自分を知るきっかけになるテストもあります。ハローワークに行けば受けられます。インターネットで調べることも可能でしょう。「適性適職問題」等の本も出ています。

又、あなたをよく知っている友人や職場の方とお話しすることでご自分のお気持ちが見えてくることもあります。勿論メールはいつでもお待ちしています。

回答メール④ 回答者：公認心理師、産業カウンセラー、精神保健福祉士（50代女性、心理相談実務歴：13年）

メール拝見しました。不安や焦燥を抱えながら思い悩んでおられるご様子が伝わってきます。○○さんが一歩踏み出すきっかけとなるよう、ご一緒に考えたく思います。

今は何かに挑戦する勢いを抑えていても、もともと好奇心は強い方とのこと、本来若々しい気力をお持ちの方なのではと感じます。更に今の○○さんには、思慮深さや穏やかな中庸の魅力が加わっているという印象を持ちました。

ところで、個人差はあるものの40歳代はいわゆる中年期の始まり、人生の折返し地点であり、公私ともに悩ましい年頃ですよね。○○さんのメールを読み「中年の危機（ミッドライフ・クライシス）」という言葉が思い浮かびました。別名「中年

の思春期」とも言われ、この時期特有の心の危機的状況や自己肯定感の変化を表します。少し思い当たるような部分はないでしょうか。

また近年は「人生100年時代」と言われ「ライフ・シフト」という本がベストセラーになりました。今を「人生の転機」と捉えるなら、何か始めるのに遅すぎる時機ではありません。もしかしたら、天職との巡りあいもパートナーとの出会いも、これからなのかもしれません。

今を「自分らしさが変化している」時期と考えると、知らない自分を受け入れやすくなりませんか。まずは社会人としてのご自身の歩み、仕事への姿勢、会社への貢献等について、どうぞ自信を持ってください。今後どんなお仕事をなさるとしても、これまで積み重ねた経験や築いた人間関係は、貴重な資源です。また、報酬を得るという意味の仕事とは別に、趣味の集まりや勉強会、ボランティアや地域デビュー等が、新たな「自分らしくいることができ、成長していく場」になっていく可能性もあることを書き添えておきます。

よろしければ、また、○○さんの考えやお気持ちを聞かせてください。

ドクター山本の回答メール

メール拝見しました。お悩みのご様子、伝わってきます。メールにも書かれていますが、あなたはご自身のことよく観察していますね。それだけに本来の自分がなんなのかわからなくなっているような状況にあるのかもしれません。

40歳とのこと、ライフステージでいうと成人期から壮年期に移行する時期で、職場や家庭での立場の変化や体調の衰えを自覚し、人生について、仕事について、将来について、いろいろと悩む時期といわれています。まさに、あなたはそのような中で、自分のことを考え、なんとかしたいという思いで、メールされたと想像されます。難しい相談で、適切な回答ができるかどうかわかりませんが、「何かきっかけを与えていただければ」と書かれていますので、人生の先輩として、71歳の私なりのアドバイスをします。

①まず、自分を肯定することです。自分を大好きになることです。今、生きていることを幸せに思うことです。すなわち、プラス思考を日常的にしてみてください。物事には、プラスの面とマイナスの面が必ずありますが、プラス面を常に見るような訓練をしてみてください。人生を肯定的にみる習慣をつけることで、これからの人生の迷いや不安は希望へと変化します。②次に、読書をお勧めします。自分の尊敬している歴史上の人物伝やあこがれの人の書物を読むことで、生きることの意味、働くことの意味を学ぶことができます。先人も同じような悩みを乗り越えてきたという感想をもつかもしれません。③少し専門的になりますが、心理学的な方法で自分を観察しなおすのも良いでしょう。具体的には、「交流分析」という自己分析法を学ぶことをお勧めします。気づかなかった自分に気づき、とらわれていた心のからくりに気づいて、自分らしい生き方のヒントが得られる方法です。インターネットで、「交流分析」を調べ、興味や関心がもてれば、関連書物を読んでみてください。その結果をまたメールで報告してください。メール相談が少しでもお役にたてば嬉しいです。

事例解説

理想の自分

　相談メールの文面から、相談者の真面目で誠実な人柄が窺えます。また、所属企業での身分の変遷から、高い人事的評価が得られる能力を持った人物であることが推測できます。正社員となった現状に満足せず、意欲的に取り組むことができる仕事に熱中する自分の姿を思い描く一方で、自身の真面目さが理想の自分に近づくためのリスクを取ることの妨げとなり、葛藤が生じている状況です。「何かきっかけを与えていただければ」と要望する相談者に、回答者はどのように答えているのでしょうか。

回答メールの特徴

　「仕事は、自分らしくいることができ、成長していく場にしたい」と願う相談者に対する回答メールにおいて、回答者が"仕事"、"自分"、"成長"などの重要なキーワードをどのような語とともに使用しているのかを確認するため、共起ネットワーク分析の結果を示します。

　図4−6では、回答メールの中で一緒に使用される語と語の間が太い線で結ばれ、共起関係が強いことを示しています。また、共起関係に基づき行われた機械的なグループ化の結果が、点線で囲まれた語のまとまりとして示されています。

　①や②のグループには、相談者が認識する現在の自身の状況や、理想とする姿に関する語が多く含まれ、相談者に対する共感的理解や相談者の考えの整理が、回答メールの中で行われていることが分かります。③のグループでは、"人生"、"中年"、"変化"、"時期"などの語の共起関係が示され、相談者の年齢を考慮した言葉がけによって、将来に対する不安の軽減を回答者が試みていることが窺えます。ただし、このような言葉がけは、回答者が相談者より年上であったためにできた可能性も考えられます（この事例の4名の回答者は、いずれも相談者よりも年上です）。

　そして、④のグループには、"仕事"、"自分"、"成長"というキーワードが含まれ、相談者の悩みの核心に対する直接的な回答からこのグループが形成されているものと考えられます。グループに含まれる他の語から、回答メールの核心を探ってみましょう。

第3の選択肢

　この事例の相談者は、やりがいを見出すことのできない現在の仕事を続けるか、理想の仕事や働き方の実現のために現在の安定的な立場を捨てるかの狭間で葛藤しています。相談者は、自身が講じ得る手段の選択肢が転職をするか否かの2種類しかないと決めつけ葛藤に陥っていますが、本当に他の選択肢はないのでしょうか。

　図4−6の④のグループは、"仕事"、"自分"、"成長"というキーワードが、"趣味"、"探す"、"続ける"などの語と共起していることを示しています。これらの語は、回答メール①の最終段落や、回答メール②の第3段落に登場します。両回答者とも、現在の仕事を続けながら仕事以外で興味のあること（趣味など）に注意を向けることを促しています。

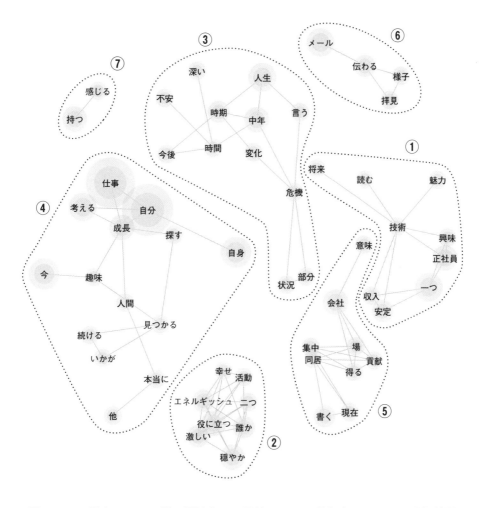

図4－6　将来について悩む相談者への回答メールの共起ネットワーク分析結果

　悩みを抱えた当事者以外の者から見れば、自身の今後についての選択肢を2つに限定してしまうこと自体が不自然な思考に感じられますが、この事例の相談者のように心理的な視野が狭窄してしまうことは、高ストレス者では十分にあり得ることです。この状態が長期間に渡って継続した場合、こころの病に発展してしまう恐れも懸念されます。相談者の視野を広げることが、この事例の回答メールの核心と言えるのではないでしょうか。

ドクター山本の回答メール

　他の事例では心療内科医としてのアドバイスや説明を回答メールに含めることの多いドクター山本ですが、この事例では、"人生の先輩"としてのアドバイスを回答の中心としています。相談メールから読み取ることができる相談者の心理的不調の度合いが軽度であることが、その理由ではないかと考えられます。

ドクター山本は、ライフステージと悩みの関係を説明したうえで、3つの具体的提案を行っています。この内、"読書"と"交流分析の検索"は、相談者自身による情報収集を求めています。もし相談者にうつ病等が疑われ、心理的なエネルギーが低下した状態であったなら、ドクター山本はこのような一定の労力を要する提案を行わなかったと推測されます。"人生の先輩"としての返信ではあるものの、その裏には心療内科医としての見立てが存在したのではないでしょうか。

事例 5　診断を求める相談者

相談者：20代女性、製造業
メールタイトル：なし

相談メール

幼い頃から、人間関係に悩んでいました。とにかく他人が嫌いで、イライラさせられたり、不快な気持になったり、そう感じてしまうことに自己嫌悪し、疲れました。良いこと悪いことにかかわらず、嘘をつくことを大変恐れていました。幼稚園時代に、オーバーな表現をして母親に嘘をついた罪悪感から逃れられず、頭の中でずっと大きな音が鳴り響き、責められているような感覚があり、許してもらいたいと思っていた出来事が印象深く残っています。

小学生の頃から独特な性格でしたので、友達はいませんでした。わざと机に「○○、死ね！」と落書きし、先生に泣きついたこともあります。異常だとわかっています。小学2年生の頃にバレーボールクラブに入ったのですが、出来損ない扱いされ、チームの中でも仲間外れで、ますます劣等感を覚えました。今でも、先生、仲間に恐ろしい顔をされたり、出来損ない扱いされたことを夢に見たりします。

中学生になり、不登校になり、ネットゲームにはまりました。顔も知らないネット上の人だけが友達だと思い込み、依存していました。高校はちゃんと卒業でき、親元を離れたくて他県の専門学校にいきました。無事卒業しましたが、やはり人間関係はうまくいきませんでした。卒業後、新卒で入った会社に専門学校時代の同級生がいたのですが、その子からいじめられました。結局、人間関係はうまくいかず、1か月で退職しました。次の会社でも人間関係や仕事もうまくできず、3か月で退職、その次にパートで6か月働きましたが、同じ年の社員2人とうまくいきませんでした。現在働いている会社は1年7か月目ですが、私の性格の悪さ、協調性のなさ、忍耐力のなさ、仕事のできなさがばれていて、ボーナスはとても低く、評価も悪いです。会社での面談で、気分の上下が激しいこと、一方的なこと、仕事が遅いことなどが、他の人から指摘されていることが分かりました。

私は、もうすぐこの会社をやめると思います。疲れ果てて、今日は休んでしまいました。でもこの先、私の性格ではきっとどの会社でも長続きしないと思います。生きているのがとても苦しいです。本当は、今日近くにあるビルの屋上から飛び降りて死のうと思っていました。家族に話してもばかにされるので、やってやる、と思っていました。でも、もし、私がなにかの病気でこうなら、精神病、異常者ということに安心して、生きられるかもしれないと思い、メールさせていただきました。ただ単に、性格が悪いだけ、出来損ないなだけかもしれません。

私は事実が知りたいのです、どうか教えてください。私は何かの精神病、障碍者ですか？

回答者：臨床心理士（女性、心理相談実務歴：4年）

メールいただき、ありがとうございます。

小さい頃から人間関係に悩み、苦しんでいらっしゃったのですね。イライラさせられたり、不快な気持ちになることで、他人が嫌いになるのは当然のお気持ちだと思います。そんな自分に対して自己嫌悪に陥ってしまうのはお辛いことだと思います。嘘をついてしまった罪悪感がとても強く、ずっと責められている感覚や許してもらいたい思いが今でも鮮明に残るくらいなんですね。異常だと分かっていながら落書きなさったのは、泣きつきたい気持ちを抑えきれないくらい苦しい気持ちをお一人で抱えていらっしゃったからだと感じます。そして小2で抱いた劣等感は今でも夢に残るくらい辛い出来事だったんですね。

中学の時はネットに依存していたとおっしゃいますが、そんな御自身を冷静に振り返れています。高校では御自身の意志を行動に移し、他県の専門学校に行き、卒業もなさってます。困難を乗り越えられる強さをお持ちだと思います。

人間関係が一番気になってしまうようですが、苦労なさりながらもずっとお仕事を続けていらっしゃるんですね。現在の勤務先が今までの中で一番長く続いていらっしゃるようですが、これまでと違う何かがおありですか？ 会社の面談で指摘されて、どんなお気持ちですか？

今は、仕事を辞めたいくらい疲れ果てていらっしゃるのですね。この苦しい思いがご家族に伝わらないのもお辛いことだと思います。そんな中、病気かどうか分かればという思いに至られたのですね。そのお役に立ちたい思いですが、こちらのメールでは診断することは難しいです。疲れ果てていらっしゃるお体ですが、今後のためにも医療の専門機関に直接お伝えください。安心して生きられるために、これまでの何かが明らかになればと思います。

回答者：産業カウンセラー、特定社会保険労務士（女性、心理相談実務歴：1年）

とても疲れて苦しい中、メールをくださりありがとうございました。今までさぞかしお辛かったとお察しいたします。

幼稚園時代から現在までのことを書いてくださりありがとうございました。社会人になってからは、就労期間が1カ月⇒3カ月⇒6カ月⇒1年7カ月と、会社が変わるたびに長く働けているのが分かりました。良くなったことより、貴女がご自分を責める気持ちが強いのは、もしかしたら、心の健康を崩しているかもしれないと思いました。心の健康を崩すと自分を責めたり、死にたくなる気持ちが強くなるそうです。

「私は事実が知りたいのです、どうか教えてください。私は何かの精神病、障碍者ですか？」ですが、残念ながら私からはお答えできません。医師でも実際に診察しないで診断をすることはできないとのことです。冷たい言い方になってしまいますが、ご自身で病院に行って頂くしかありません。

私は貴女が病気かどうかは分かりませんが、貴女が大変疲れているのは分かります。お疲れを癒すためにも一度病院に行って頂きたいと、強く願います。そして、病院に行かれてどうだったか、宜しければ私にメールで教えてください。病院選びは大変かと思いましたので、下記のサイトをご参考にして頂ければと思います。

「こころの耳」精神科・心療内科などの医療機関
https://kokoro.mhlw.go.jp/facility/

病院に行かれるときは、今回のご相談メールを印刷して、医師にお見せ頂くのも良いかもしれません。

最後に、死にたくなっても、決して死なないでください。お辛い時は、お一人で悩まず、メールをください。貴方の苦しい気持ちをもっと教えてください。

回答者：産業カウンセラー（女性、心理相談実務歴：非公表）

メールを読ませていただきました。

メールからだけの判断になりますので　診断を下すことは出来ないのですが、あなたの辛さは伝わってきます。

小さい頃から長い間苦しまれていらしたのですね。人間関係をうまく築けない悩みを抱えながらも、高校、専門学校、就職とよく頑張られましたね。相当な努力が必要だったのではないでしょうか。

今までご自身の抱える不安や人間関係をうまく築けない苦しみを、どちらかに相談されたことはありますか？ご自身の性格に疑問を感じながらも医療機関に足を向けるのをためらわれていたかもしれませんが、少しだけの勇気をもって、ぜひ精神科や心療内科医へ行って、今までの抱えてきた不安な気持ちを相談してください。死にたいくらい苦しい今の気持ちを伝えてください。

そして、どんなふうだったかメールしてください。

きちんと診断してもらうことが次の一歩へとつながると思います。

頂いたメールの中で、あなたはご自身の性格を深く観察され、あなたの弱みの部分が多く語られていましたが、あなたの良さは気づけていないだけで、きっとたくさん隠れていると思いますよ。人間なかなか自分の良い面は探しにくいものです。そんな気づけていなかった部分を医療につながることで見つけ出せるかもしれません。

回答者：産業カウンセラー（40代女性、心理相談実務歴：8年）

メール読ませていただきました。まず、生きることを選択し、メールをくださったこと嬉しいです。そして何かの縁であなたと繋がることができた私からのお願いです。命を絶たないでください。幼い頃から今まで、生きづらく悩んでいらっしゃる様子が伝わってきます。

はじめに、あなたが気になっていらっしゃる「何かの精神病、障がい者か」の質問です。あなたのお話しを丁寧に書いてくださったのですが、残念なことに、私は医師ではないので判断することができません。また、お医者様でも、実際に診察しなければ診断することは、なさらないと思います。

メールの内容から見る限り、「人間関係」で悩んでいる期間が長いこと、悩みが深くなっている様子から、一度、専門医（精神科、心療内科）を受診し、相談されることは良いことだと思います。メールをそのまま印刷して先生に読んで頂くと良いと思います。今まで悩んでいらしたことを、少しでも楽にできる糸口が見つかるかもしれません。

次に幼稚園の時に嘘をついたことで、今でも罪悪感を持っているのでしたら、その必要はないと思います。幼少期には、わざと嘘やいたずらをし、おとなの反応を見て試し、そこから善悪の許容範囲を覚える時期なので、自然な行動の一つだからです。また、小学生の時に自作自演をし、先生に泣きついた話について「異常だと・・・」と書かれていますが、異常ではないと私は思います。友だちがいない、自分の居場所がないと感じると、「私はここに居るよ」、「私のことを見て」と、自分の存在を認めて欲しい気持ちが強くなります。そこで、そういった行動をとることは、この年齢では比較的普通の反応です。その時、誰かに気持ちを理解し、寄り添ってもらいたいと思っただけなのですから。

少しでも人間関係を良好にし、穏やかな生き方ができる方法を一緒に考えましょう。自分の力で高校も専門学校までも卒業したあなたです。未来を信じましょう。

ドクター山本の回答メール

メール拝見しました。お悩みのご様子、伝わってきます。実際に診ていないので、正確なことは言えませんが、辛い状況は伝わってきます。そんな自分が何か精神病か障害者ではないかと心配され、メールされたのですね。専門医受診のきっかけにこのメール相談がなればとても嬉しいです。少しでもお役に立つ回答が出せればと思っています。

メールの内容から、あなたはご自身のことを「幼い頃から人間関係に悩んでいる」「自己嫌悪し、疲れました」「母親に嘘をついた罪悪感」「責められている感覚」「独特な性格で、友達はいません」「異常だとわかっています」「仲間外れで、劣等感」「中学で不登校」「ゲームに依存」「人間関係はうまくいかない」「いじめられた」「会社でもうまくいかず退職」「性格の悪さ、協調性のなさ、忍耐力のなさ」「評価も悪い」とマイナス評価していますね。とても辛い状況の連続であったようですが、見方を変えると、これらの辛い状況を乗り越えてきたのもあなたです。あなたの気づかないあなたの強さ・がんばり・健康的なところを、私は見ることができます。

そのようなあなたが、最近、「気分の上下が激しい」「生きているのが苦しい」「死のうと思った」のですね。病気であるかどうかの診断は、診察していないのでメールだけではできませんが、きちんと専門医（精神科医や心療内科医）に診てもらうことで、今の辛い症状は軽くなることは保証します。自分が何か精神病か障害者ではないかと心配し、このメール相談をされたのですね。このような行動を「希求行動」と言い、悩みや辛さの回復のきっかけになります。早めにメンタルの専門医を受診し、適切な診断と治療を受けることで、将来への希望がもてるようになります。受診の結果を報告してください。今まで辛い状況を乗り越えてきたあなたです。希望をもって生きてくださいね。

私は精神病？

　幼いころから人間関係構築の失敗を繰り返し、蓄積されたフラストレーションが露呈した事例です。相談メールの終盤には希死念慮が疑われる記述が含まれるものの、他者との人間関係を適切に構築することができない原因を突き止めることに対する意欲も示されています。

　相談者の「病気が原因で人間関係がうまくいかないのだと分かれば、安心して生きられるかもしれない」という訴えに対し、メール相談では明確な診断を行うことができません。相談者の要望に直接的に応えることができない事例において、回答者はどのように回答メールを作成しているのでしょうか。

回答メールの特徴

　事例4と同様に、回答メールに含まれる語と語の共起関係から、この事例における回答メールの特徴を確認します。

　この事例では、相談者が幼少期から現在までの人生において経験した多くの人間関係についての困難の受け止めや、その際に感じたつらい気持ちに対する共感が、ほとんどの回答者の回答メールで大部分を占めています。図4－7の①～⑦のグループは、すべて相談者に対する共感的理解の姿勢を示すことを目的とした語のまとまりであると考えられ、共感的理解に回答者の主眼が置かれていることを、分析結果からも確認することができます。また、⑧のグループでは、"心"、"健康"、"崩す"、"責める"などの語が共起しており、心の健康状態が崩れていることが必要以上に相談者の自責感を強めてしまっている可能性が、回答メールの中で指摘されているものと考えられます。

　人間関係がうまくいかないのは、自身が"出来損ない"であるためなのか、それとも"精神病"であるためなのかの答えを求める相談者に対する回答の核心は、⑨のグループに示されています。このグループでは、"精神病"、"診察"、"医師"、"病院"などの語が共起しており、相談者の求める答え（診断）は、医師による診察がないと得られないことが回答メールに記されていると考えられます。そのうえで、心療内科や精神科などの医療機関の受診を勧め、受診によって相談者が自身のポジティブな側面に気づくチャンスが得られることを指摘している様子が、⑩のグループに含まれる語から窺えます。

メール相談の位置づけ

　心理的援助を求める相談者に対し、メール相談で診療行為や診断を行うことは、医師であってもできません。相談者が希死念慮を持つ場合やうつ病などの疾患が疑われるケースでは、心療内科や精神科の受診を相談者に動機づけることが、メール相談の重要な役割となります。また、事例3のように医療機関を受診中の相談者からのメールが届くことも想定され、この場合には、主治医を信用し積極的に治療に取り組むよう相談者を動機づけることが必要となります。

　メール相談は、医療機関の受診と比べると、相談者にとってのハードルははるかに低

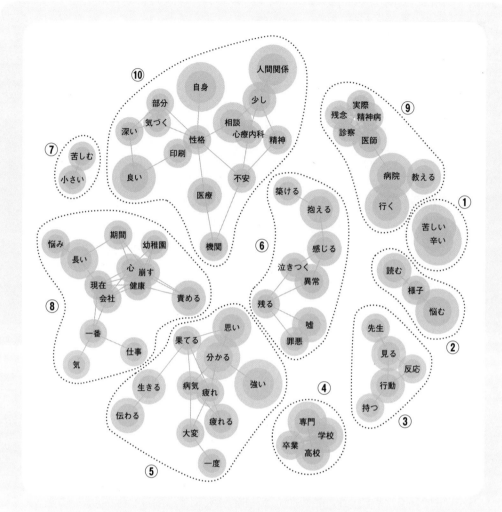

図4-7　診断を求める相談者への回答メールの共起ネットワーク分析結果

いものと考えられます。しかしながら、診療や診断がメール相談ではできないことを多くの相談者は知りません。メール相談の回答者には、回答メールの作成スキルとともに、メール相談の守備範囲を正確に理解することが求められます。

ドクター山本の回答メール

　相談メールを読む限り、相談者の自殺リスクが高いことや発達障害を持つ相談者である可能性も窺える事例です。しかし、医師であるドクター山本の回答メールにも、相談者が求める診断がメールだけではできない旨が明記されています。回答メールのこの部分だけを読めば、診断を求める相談者は落胆することが予想されますが、ドクター山本は、診断を求めて相談メールを送信するという相談者の行動を、メンタルヘルス不調からの回復に向けたポジティブな行動として評価しています。

　また、第2段落では、相談者が気づいていない相談者自身のポジティブな側面が

フィードバックされており、回答メール全体として、困難な状況から脱却する要素を相談者は持ち合わせており、脱却のチャンスが専門医の受診によって得られることを相談者に強く印象づける内容が記述されています。

　相談者の要求に直接応じることができない制約は、すべてのメール相談の回答者にとって心苦しいものです。しかし、メール相談という利用ハードルの低い相談手段があるからこそ救うことができる相談者が、多数存在します。心理援助におけるメール相談の位置づけを回答者が正しく理解することで、他の心理援助との連携や役割分担が機能します。メール相談と他の心理援助の連携は、相談者の不調からの回復を効果的に促進することでしょう。それこそが、制約に歯がゆさを感じた回答者にとっても、喜ばしい結果なのではないでしょうか。

適応障害やうつ病が疑われる事例

相談者：20代男性、アパレル会社社員
メールタイトル：なし

相談メール

10月10日　13：49

２年半ほど、アパレルで正社員として働いています。ネットでこのサイトを知り、勇気をだしてメール相談させていただきます。

この仕事をはじめた際、自分自身はやる気に満ち、店長になりたい、店舗運営に携わりたいなどと明確な目標があったのですが、今はそんな目標すらなく、ただ漠然と毎日を過ごしています。しかし、失敗が続き店長には毎日のように怒られ（スタッフの人数も極端に少ない店なので、毎日店長と会わなければなりません）、最初は頑張らないとダメだと自分に言い聞かせていたのですが、ある日から出勤する際に息切れと動悸がひどくなり、体にも酷い倦怠感がつきまとうようになりました。このような状態に陥ったとき、はじめは気にしてなかったのですが、いつ頃からか店に立つのも辛くなり、陰で座り込み深呼吸をしないと辛くなるほど悪化していました。ただ、自分自身が甘いだけだと思い込み、それでも業務に集中していたのですが、ある日また店長に怒られた際、ふと「自分は必要ない人間なのではないか」「生きている価値もないのではないか」などと考えはじめ、口数も自分でわかるほど少なくなり、思うように気持ちを声に出すこともできなくなり、仕事に行くのが辛くなりました。そして、３回ほどですが、自殺しようとトイレで首をつろうとしたことがあります。途中で怖くなりやめましたが、、、ボーっとしていると涙が出ることもあります。今年に入り、その店長は異動で他の店舗へ行き、今は新しい店長がいるのですが、症状はなくなりません。いまだに出勤時、勤務中の動悸、息切れがあります。前ほどではありませんが、たまにどうしようもなく死にたくなるときがあります。正直、仕事には行きたくありません。

ただ、仕事以外のプライベートではそんなこともなく、友人と楽しく過ごすことができます。やはり、ただの甘えなのでしょうか。それもと何か病を抱えているのでしょうか。

実家暮らしなのですが、親には心配をかけさせたくないので相談もできず、会社も会社で売り上げに非常に厳しく、スタッフ一人のことで簡単に相談が出来るようなところではありません。一人で抱えています。

ご返答のほど、宜しくお願い致します。

回答者：産業カウンセラー（70代女性、心理相談実務歴：13年）

メール拝見しました。とてもお辛い様子が伝わってきます。

その様な状況でも整った文面でご相談下さり、心を打たれました。

就職された当初は、意欲に満ちて将来の目標も明確だったんですね。職場でのあなたの活発な姿が想像できます。

その後、目標通りにはならなかったようですが、店長さんとの関係から不安な思いが続いて体調を崩され、それでも業務に集中するよう頑張ったのですね。

今年に入ってから店長さんが変わったけれども症状が消えないとのこと、動悸や息切れ、死にたくなるのは長い間のストレスの影響かも知れません。絶対に死なないでください。

これ以上無理をして職場に行かなくても良いのではないでしょうか。一時的に職場から離れることが大切です。そのために先ず医療機関に相談することをお勧めします（心療内科が良いのですが、最初はかかりつけの内科でも専門医を紹介してくれます）。一方、仕事以外では楽しく過ごせるとのこと、これは「甘えている」のではなく、このような状況に置かれた時の特徴と思います。また、職場内で話を聞いてくださる方を見つけて相談してください。

そのうえで、周囲を見回してみませんか。新しい店長さんとの関係作りとして何か問題がある場合、勇気を出して「何がどのように悪いのか、どう直せば良いのか教えて欲しい」という思いで会話を続けてみれば分かり合えるかも知れせん。

また、ご家族の方も最近のあなたの様子から心配されているかも知れません。家でゆっくり休養するためには出来る範囲でお話しされるのが良いと思います。

このメールをくださったことが、本来のあなたに戻る第一歩ではないでしょうか。

よろしかったら、また何時でもメールをください。

 回答者：臨床心理士、シニア産業カウンセラー（70代女性、心理相談実務歴：12年）

ご相談ありがとうございます。メール、読ませていただきました。お悩みのご様子、伝わってまいります。誰にも相談できないで一人で抱えていられるのは、本当にお辛いことと拝察いたします。「死にたい」と思いつめるほどの職場での日々だったのですね。生きていてご相談くださったことに、こころから「ありがとう」を申し上げます。

直接お会いしていないので、確かなことは言えないのですが、職場で毎日のように店長さんから怒られてきたことが、辛い症状の引き金になったのではないかと思います。○○さんは、「ただの甘えでしょうか？」「それとも何か病を抱えているのでしょうか？」とお尋ねですね。仕事以外のプライベートでは、友人と楽しく過ごすことができるとのことですので、「甘えなのかもしれない」とお考えになるのは、無理もないことですが、職場の仕事内容や対人関係（例えば店長に毎日怒られる）など仕事上のストレスに対して、過剰な負担を感じるときに、「適応障害」というストレスからくる病気にかかることがあります。私はカウンセラーですので、診断などをお伝えする立場にありませんが、もしかしてそのようなメンタルヘルスの障害があるかもしれないと思いました。決して甘えや心が弱いから、そんな症状がおこっているのではありません。ご相談メールに書かれているような症状は、そのス

4章 テキストマイニングによる回答メールの特徴分析

トレスが体や心に惹き起こしている反応だと考えてみてください。ストレスの元がなくなると、次第に良くなっていくといわれています。

メンタルヘルスの専門家に相談してきちんとストレスへの対処をしていかれることをお勧めします。薬を使う治療も効果があると思いますし、ここでのメール相談を続けていくのも一つの方法かと思います。ストレス時の自分の「考え方」や「行動」の癖に気づいていくと、次第にストレスの受けとめ方が柔軟になり、ストレスとのつき合い方が上手になって行くと思います。

「親には心配をかけたくない」というあなたは、思いやりのある優しい人ですね。仕事を始めた際にはやる気に満ち、明確な目標をお持ちだったのですから、本来のあなたを取り戻していかれたなら、自分も満足し、人のお役にもたてる充実した人生がまた始まることでしょう。「死にたい」と思っても決して死なないでくださいね。またメールしてください。ご回復を信じています。

回答 メール③ 回答者：修士（心理学）（50代女性、心理相談実務歴：25年）

ご相談のメール拝見しました。死のうと思うくらいつらい状況の中、勇気を出しメール下さり有難うございます。

仕事を始めた頃の目標がいつの間にかなくなり、ただ漠然と生きているということきっとお辛いと思います。

だんだんと体調が悪くなる中でも、自分自身が甘いだけと自分を追い込まれてしまった様子が、文面から伝わってきます。

しかし、絶対に死んではいけません。ボーっとしていると涙が出てしまっても生きなければダメです。

何故なら、必要ない人間などこの世に一人もいないのですから。

店長の異動により、動悸や息切れの症状は残るものの、以前より辛い気持ちが少しだけ薄らいだようにも文面から感じられますし、仕事以外では楽しく過ごせることはとても良いことだと思います。

ただ、症状が続いているので、どなたかに現状をお話しすることが今大切のように思います。

例えば、医療機関なら、医者もカウンセラーも丁寧に話を聞いてくれますし、あなたの気持ちに沿ったアドバイスもしてくれると思います。

また、家族なら一緒に泣いたり、一緒に悩んだり、ずっとあなたに寄り添い、あなたの味方でいてくれるでしょう。

仕事の調整が必要なら、話しやすい上司や同僚に話すことも良いかもしれません。誰にも話せないということならば、このメールをあなたがお元気になられるまで続ける方法もあります。

とにかく、一人で抱え込まず、現状をどなたかに話すことをお勧めします。

かつて、あなたにはやる気に満ちた夢がありました。そう考えると今の状況は、甘えでもなく重篤な病でもないと思います。失敗が少しの期間続いてしまい、自信をなくしたところに、逃げ場がなかっただけなのです。

ここから一緒に、また夢や自信が持てるように考えていきましょう。

よろしかったらまたメールをください。お待ちしています。

回答メール④

回答者：産業カウンセラー、キャリアコンサルタント、看護師（女性、心理相談実務歴：7年）

メール拝見させていただきました。死にたくなるほどのつらい状況の中メールを下さったのですね。そのような状況の中でも何とかお仕事に行っておられるとのこと、本当によく頑張っておられますが、そのようなあなたがとても心配です。

あなたが感じておられる息切れ、動悸、倦怠感、死にたくなってしまう等は、心が疲労してしまった時におきる症状です。出勤時の症状が続いているとのこと、なるべく早く心療内科等の心を専門にしている医療機関に受診することをお勧めします。また、今の状況を誰にもご相談できていないとのことですが、家族や親しい友人はあなたの変化に気がついてご心配をされているかもしれません。

誰かに相談することで少し気持ちが楽になり、症状が緩和することもあります。

また、会社にも相談窓口がある場合があります。正社員で2年半もご勤務されているとのことですので、お休みしてもきちんと保証がされます。社内規定なども確認してみましょう。

最後に睡眠、食事はきちんととれていますか。生活リズムはいかがでしょうか。基本的な生活リズムを整えることからまずはやってみましょう。ご友人とは楽しく過ごせるようですので疲れない程度に外出したり、ゆっくり休養や睡眠をとり美味しい物を食べてリラックスしてみてはいかがでしょうか。

また受診の結果などお知らせ頂けましたらと思います。ご連絡お待ちしております。

ドクター山本の回答メール

メール拝見しました。お辛いご様子、伝わってきます。実際に診ていないので、正確なことは言えませんが、だいたいの状況は把握できます。「勇気を出して」メール相談していただいたとのこと、とても嬉しいです。お役に立つことを願って、心療内科医の立場から回答いたします。

2年半ほど前から、今のアパレルの会社に正社員として働いているのですね。就職当初は、店長になりたいという夢や目標があって働いていたあなたが、今は、いろいろな症状で出社するのも困難を感じ、死にたいと思うほど辛い状況になっているようですね。お辛い状況、伝わってきます。

症状をみてみますと、やる気がなくなってきた、失敗が続いてきた、息切れや動悸が出てきた、強い倦怠感で深呼吸が必要となるようなこともあるようですね。また、自分は甘えているだけではないかと自分を責め、（自責感から）死にたくなったり、実際に死のうとしたなどの症状が書かれていますが、これらは「うつ」による心身反応（症状）だと考えられます。ぜひ、早めにメンタルの専門医（精神科医や心療内科医）を受診することをお勧めします。適切な治療で、今の辛い症状は軽減します。

治療の基本は、心身の休養と薬物療法です。そのためにも早めに専門医に診てもらうことが必要です。お仕事への責任感も強いようで、辛くても出社し、自分が休むことで職場仲間への負担が増大することなども心配しているようですが、このような状況での出勤はかえって会社のためにも職場の仲間にも悪い影響を出してしまうものです。病気（うつ）のために本来の仕事ができないことを周りにも知ってもら

うために、ぜひ早めに専門医を受診し、休養（自宅療養）の診断書を書いてもらって、会社に提出することをお勧めします。うつ状態だと判断力が鈍り、マイナス思考となってしまいますので、きちんと療養し、服薬することです。適切な診断と治療により、今の症状は軽くなり、元気に職場復帰できます。

店長が異動したとのことですね。会社のためにも今の辛さをそのまま新しい店長に報告してみてください。このメール相談（あなたの相談メールと私の回答メール）を印刷して、店長に見てもらってください。受診のときにも主治医にお見せしてください。適切な診断と治療を受けることで、今の辛さは軽減し、元気にまたお仕事することができます。専門医を受診したら、その経過をまたご報告してください。

🎓 事例解説

利用可能な資源を探す

　店長からの連日の叱責を発端とした心身の不調が表出した相談者についての事例です。相談者の訴えからすると、息切れや動悸の原因が職場にあることが明確であり、原因から離れたプライベートの時間にはそうした身体症状が生じていません。このことから、適応障害の可能性を考慮すべきと考えられますが、メール相談では断定はできません。自殺企図に至っていることや不調の原因であった店長の移動後も症状が継続していることから、うつ病である可能性も否定できない事例です。

　いずれにせよ、相談者は困難な状況を自力で乗り越えることが難しいものと考えられます。相談者が利用可能な対処の資源を探索し、積極的に活用することを動機づけることが、この事例の回答メール作成方針となるのではないでしょうか。

回答メールの特徴

　回答メールに含まれる対処やサポートの資源と関連する軸を抽出するため、ここでも多次元尺度構成法による回答メールの分析結果を示します。

　図4-8の水平方向に注目すると、右方向に "精神"、"心療内科"、"受診"、"勧める" などの語が布置され、回答メールの中で受診勧奨が行われていることが分かります。適応障害やうつ病が疑われるケースでは、相談者を医療機関でのサポートにつなげることもメール相談の役割です。しかし、頭ごなしに受診勧奨を行っても、相談者の受診を動機づけることは困難です。この図の下部には "体調" や "甘え"、"ストレス"、"毎日"、"受ける" などの語が布置され、相談者の不調が甘えによるものではなく、蓄積されたストレスによって引き起こされたものであることが指摘され、専門的な対処の必要性が強調されていることが窺えます。

　また、図の左方向には "家族"、"親御"、"友人" などの語が布置され、身近なサポート資源の利用を回答者が促しているものと考えられます。実際の回答メールでは、相談者の身近な人物がすでに相談者の変化に気づき心配している可能性や、身近な人物に勇気を持って悩みを打ち明けることの価値が記されています。

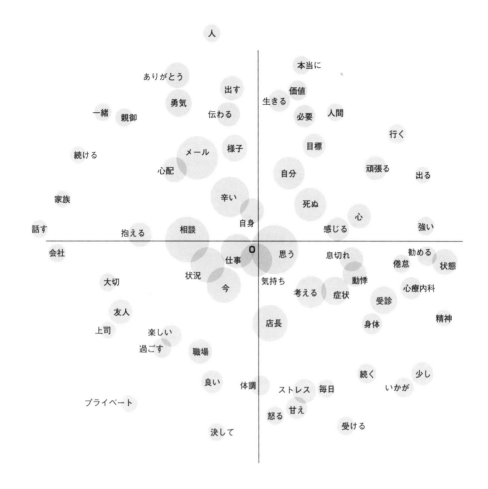

図4-8　多次元尺度構成法による適応障害やうつ病が疑われる事例の
　　　　回答メールの分析結果

死なない約束

　自殺の可能性が否定できない相談者に対し、対面のカウンセリングでは、カウンセラーが"死なない約束"の締結を求めることがしばしばあります。「絶対に死んではならない」という指示的なメッセージから「次は○日の○時にお会いしましょう」のような面談の日程調整まで、約束の方法は様々です。しかし、いずれも「自分のことを真剣に考え、待っている人が存在する」ことを相談者に認識させることを目的としています。

　メール相談でも、同様のメッセージが必要であると考えられます。この事例では4名の回答者の回答メールを紹介していますが、これ以外にも23名の回答者に回答メール作成を依頼しました。その結果、約半数の回答者が直接的な表現で"死なない約束"を相談者に求め、残りの回答者の多くも間接的なメッセージの中に"約束"を含ませていました。回答メール④の末尾には、「受診の結果などお知らせ頂けましたら」と記述さ

れています。この回答者は、「死んではならない」という直接的表現は使用していません。

　しかし、受診結果の報告を求めることで相談者と回答者のつながりを継続させ、自分を待つ人の存在をアピールすることができています。また、真面目な性格の相談者であれば、回答者のアドバイスに沿って医療機関を探し、受診行動を起こすことも想定されます。少なくともこの間は自殺を防ぐことができると考えられ、直接的な表現で "死なない約束" を結ぶことと同じ効果が期待できるのではないでしょうか。

　メール相談の中での "死なない約束" をするための表現が直接的であるべきか否かについては、現時点でどちらが効果的かを示す学術的根拠が存在しません。おそらく、相談者の自殺の切迫度合い、相談者のパーソナリティ、サポート資源の有無など、相談メールから読み取ることができる様々な要因によって、効果的な表現は変化するのではないかと推察されます。また、回答メールの文調には、回答者の人柄や背景が色濃く表れます。受容的な言葉がけを得意とする回答者の回答メールに突如として指示的表現で "死なない約束" を求める言葉が現れれば、相談者に違和感を持たせることになると予想されます。回答者が自らの個性を活かした表現で約束を求めることも、効果的な方法なのではないでしょうか。

👤 ドクター山本の回答メール

　この事例の冒頭で、ドクター山本は、自身が心療内科医であることを相談者に印象づけています。相談メールの内容から適応障害やうつ病が疑われ、自殺企図も記されていることを受けての回答であるものと考えられます。第2段落で相談者への共感的理解の姿勢が示されていますが、第3段落の受診勧奨が回答メールの中心となっており、この段落で説明されている内容の信用度が、回答者の立場の明確化によって向上していると考えられます。同様の手法は、回答者が心療内科医でなかったとしても使うことが可能です。

　注意すべき点は、回答メールの中心的説明部分の内容が、明確化した立場だからこそ訴えることができる内容となっているかどうかです。明確化することができる立場は、心理援助の専門家としての資格や肩書に限りません。看護師や保健師はもちろん、教師や会社員、主婦や母親など、あらゆる立場から相談者の悩みにアプローチすることができるのではないでしょうか。

　この事例のドクター山本の回答メールの最終段落では、相談者に対して専門医受診後の報告を求め、回答メール④と同様の方法で "死なない約束" を求めていることが分かります。また、メール相談のやり取りを印刷し、主治医に見せることの要求は、ドクター山本の回答メールの中でしばしば使われている手法です。メール相談には、対面や電話での相談を苦手とする相談者からの相談も多く寄せられます。口頭での説明を苦手とする相談者にとっては、メール相談のやり取りを医師に見せるという方法が、医療機関受診のハードルを引き下げる可能性があると考えられます。

事例 7 診療科選択のアドバイスを求める事例

相談者：40代男性、課長職
メールタイトル：やる気が出ない

相談メール①
9月12日 10：18
3年前に課長になったのですが、あることがきっかけで自殺を考えるようになり、2か月休職しました。そのきっかけは、同僚の課長が上司の部長から強い叱責を受けたのを見てから、自分もいつか叱責されるのではないかという強い不安がでて、仕事に行けなくなったのです。休職により、精神的に落ち着いて復職したのですが、今度は部下のいない部署に配置転換されました。仕事へのやる気がでない状況が続いており、早く元の職場に戻りたいという気持ちで、いらいらした毎日が続いています。ストレス解消法もできない状況です。家族も病気をもっているものがいて悩みがつきないです。神経内科の先生にはかかっていますが、とくに「うつ病」とは言われていません。このまま我慢すればよいのでしょうか？
精神科や心療内科を受診したほうがよいのでしょうか？自分では、ただ疲れている状況だけなのではないかとも思っています。なにか、元気になる方法はありますでしょうか。

回答メール①　回答者：臨床心理士、公認心理師（女性、心理相談実務歴：18年）
メール拝見いたしました。
お辛い中、ご相談されるのもエネルギーをお使いになったと思います。ご連絡いただき、ありがとうございました。
同僚の課長が上司の部長から強い叱責を受けたのをご覧になってから、強い不安が出てきたとのこと。相当強い叱責の場をご覧になったのでしょうね。○○さんはきっと、人の気持ちを感じ取れる、とてもお優しい方なのではないかと思われます。ご自身の状況について、一人で抱え込まず、医療機関を受診し、休職されたのはとても大切なことだったと考えられます。
復職後、配置転換で今までとはかなり異なる環境になったのですね。思うような仕事でない場合、やる気が出なかったり、いらいらしがちになったりしてしまうのも、ある意味人として当然の反応な気もします。
ご病気のご家族もいらっしゃるとのこと、ご家庭でもいろいろなことに配慮しながらお過ごしになっているのですね。
神経内科には通院されているとのこと、休職時に診断書を出された先生になるのでしょうか？今通われている医療機関の担当医に、精神科や心療内科の受診を考えている旨をご相談になってみても良いかもしれません。紹介状を書いてもらい、他の医療機関を受診するというもの一つの選択としてあると思われます。
元気になる方法。いろいろあります。五感に働きかけるのもその方法の一つです。

例えば、○○さんの好きな音楽を聴いたり（聴覚）、きれいな風景や写真を見たり（視覚）、落ち着く香り（石鹸や柑橘系の香りなど）のタオル（○○さんのさわり心地の良いもの）を常に持参するようにしたり（臭覚、触覚）、食べたいものを食べたり（味覚）など・・・。

ただ、何もする気が出ないときは、ゴロゴロすることも大切です。また、今回のようにメールでご相談したり、電話相談機関をご利用になるのも方法としてあげられます。

よかったら、試してみてくださいね。

またその後の様子など教えてください。

お待ちしております。

**回答
メール②**

回答者：産業カウンセラー、キャリアコンサルタント（70代男性、心理相談実務歴：11年）

ご相談メール拝見いたしました。復職後は、配置転換で部下のいない部署、仕事へのやる気のなさ、早く元に戻りたいとう気持ち、いらいらした毎日、復職後のストレス、家族の病気など悩みが尽きない、日々を過ごしている辛い気持ちが伺えます。

復職後の配置転換は、あなたの体調を考慮してのことかなと考えられます。どうしても元の職場に戻りたい場合は、上司に相談されると良いと思います。又、会社は一般的に役職が上るにつれ、職場での責任が重くなる傾向があります。

神経内科の主治医に「うつ病」と言われてないとのことですが、あなたの感じている今の気持ちや不安を主治医に相談するとよいと思います。又、精神科や心療内科を受診したいとのことですが、主治医とそのことで、正直に話し合うことが、今までの信頼関係を壊さない最善の方法かと思います。

どうしても納得できないということであれば、主治医に紹介してもらい、他の医療機関を受診することも選択肢の一つになると思います。

元気になるには、体を動かすこと、ストレス解消のため、体調にあわせて運動することも大切です。

又、悩みを一人で抱え込まないで、あなたの信頼する友人、職場の上司や同僚等に相談することで、気持ちが軽くなる場合もあります。

その後の経過をメールで知らせてもらえたらと思っています。

**回答
メール③**

回答者：産業カウンセラー、キャリアコンサルタント（女性、心理相談実務歴：3年）

メール、拝読いたしました。休職から現在復職なさり、早く元の職場に戻りたいお気持、いらいらがとても伝わってきました。そして、ご家族の中にご病気の方がいらっしゃって、本当に心配ですね。

メールを読ませていただいて、復職されてから部下のいない新しい部署での仕事へのやる気が出ない状況や「早く元の職場に戻りたい」というお気持ちを伝えてくださっていることや、ご家族のご病気についてもお悩みのご様子から、相談者様は仕事や会社、そしてご家族に対して誠実で責任感の強い方と私は想像しました。そして、ご自身でいらいらした毎日やストレス解消が出来ていないことにも気づいてらっしゃること素晴らしいなと思いました。会社は大切な社員として相談者様に段階を踏んで仕事に戻っていただきたいと考えていると思いますし、ご家族も相談者

様が頼りだと思いますから、もう自殺など考えずに一緒に考えながら参りましょう。今回のメールでは「このまま我慢すればよいのか？」「精神科や心療内科を受診した方が良いのか？」「元気になる方法」についてご相談いただきましたね。私としては、これ以上、我慢しなさらずに、すぐにでも精神科や心療内科の受診、そしてストレス解消のために一般的なお話として「運動」、質の高い「睡眠」、バランスの取れた「食事」、お疲れのようでしたら「休養」、「趣味」をお持ちでしたら出来る範囲でやってみるのはいかがでしょうか？と提案したいです。しかし、相談者様は現在、神経内科の先生にかかっていらっしゃるとのことですね。現在治療中のご病気に差しさわりがあるといけないので、神経内科の主治医の先生に、精神科や心療内科の受診についてご相談するのはいかがでしょうか？元気になる方法も主治医の先生にもご検討いただく方がよろしいかと思います。または、会社に産業医の先生がいらっしゃれば、産業医の先生にご相談なさるのもよいかと思います。

また、休職から復職なさる場合には会社で復職のためのプログラムを立てている場合があります。作成については産業医のほかにも人事労務担当やカウンセラーといった事業者内産業保健スタッフが関わっていると思います。もし、プログラムに基づいて復職なさっているようであれば、事業所内産業保健スタッフの方々なども相談に乗ってくださると思います。会社の方は相談者様が「早く元の職場に戻りたい」という気持ちでいらっしゃることに気づいていないかもしれません。こちらのメール相談と合わせて相談してみてはいかがでしょうか。

回答者：産業カウンセラー、キャリアコンサルタント（女性、心理相談実務歴：なし）

メール、拝読しました。お辛い中、メールを有り難うございました。

精神的に落ち着いて復職したのに配置転換になり、また、病気のご家族もいらっしゃるとのこと、いらいらした毎日を過ごされている様子が伝わってきます。そんな中でも、仕事へのやる気がでないとは言いつつも、毎日仕事をこなしていることから仕事に対して真摯に向き合っている真面目な方という印象をもちました。

また、「休職のきっかけが同僚の課長が強い叱責を受けたのを見て、」の部分から、とても繊細で優しい方だとも思いました。優しい方なので、ご家族の病気もどんなに心配かと思います。

早く元の職場にもどりたいという希望は、当然だと思います。社内に相談窓口はあるでしょうか。今後の予定等について上司や相談窓口に相談することは可能ですか。ご自分の気持ちを伝えることにより状況が変わるかもしれません。

以前は、どんな風にストレスを解消していたのでしょうか。一日に５分でもストレッチ等で身体を動かすとか、遠回りして違う道を歩いてみるとか、いつもと少しだけ違うことをするのは、どうかな、と思います。

現在、体調はいかがですか。夜は眠れてますか、食欲はありますか。通院しているそうなので、体調についてはもちろん、今の状況について主治医の先生に相談することをお勧めします。そして、その結果を上司に報告したらいかがでしょうか。我慢しないで、辛い気持ちはぜひ吐き出していただきたいと思います。

お辛い時は、いつでもメールをお送りください。お待ちしています。

ドクター山本の回答メール

メール拝見しました。お辛いご様子、伝わってきます。実際に診ていないので、正確なことは言えませんが、だいたいの状況は把握できます。早めのご相談、ありがとうございます。参考になれればうれしいです。

現在、神経内科の先生に診てもらっているようですが、2か月の休業をされたときも神経内科の先生に診断書を書いてもらってお休みをいただいたのでしょうか？その時の病名（診断名）はどういうものでしたか？教えていただけるとありがたいです。

また、現在も治療中であるというのであれば、どのようなお薬の処方をしてもらっているのでしょうか？とくに「うつ病」とは言われていないということですが、メール内容からは「うつ状態」にあるように思われます。その理由は、「仕事へのやる気がでない」「いらいらした毎日が続いている」「ストレス解消もできない」「悩みがつきない」などの症状が続いているからです。「うつ状態」の原因は、必ずしも「うつ病」だけでないので、今の先生があえて「うつ病」と言わなかった可能性もあります。

神経内科の先生は、脳梗塞やパーキンソン病などの脳神経疾患の専門医ですが、うつ病や神経症などのメンタル疾患も診ている先生もいます。今かかっている先生に、精神科や心療内科に受診しなくていいか、直接ご相談してみてください。また、あなたが精神科や心療内科を受診したいのであれば、紹介状を書いてもらってください。今までの経過もあるし、現在の治療内容をきちんと紹介状の中に書いていただくことで、精神科や心療内科の先生の診断や治療もより確かな（有益・有効な）ものになります。今の主治医にきちんと相談することをお勧めします。主治医に転医について相談されることは、なんら失礼なことではありません。かえって喜んでもらえます。

適切な診断を受け、治療を受けることで、今の辛い症状は、軽減します。以前のように充実した気持ちで、お仕事をすることも可能です。そのためにも、一人で悩まず、まず今の主治医に辛い症状を報告し、必要ならばメンタルの専門医（精神科医や心療内科医）を紹介してもらってください。

これらの結果を職場の上司にもきちんと報告し、職場としての対応をお願いすることです。焦らないこと、あきらめないこと、そして治療を中断しないことです。その後の経過もまたご報告してください。

📖 事例解説

神経内科での受診は続けるべき？

　すでに通院中の相談者からの相談事例です。うつ状態に陥っていることが相談メールから推察されます。しかし、受診中の診療科が神経内科であることから、メンタルヘルス以外の問題を抱えた相談者である可能性も否定できません。自殺念慮から休職に至っ

た経緯が相談メールに記されていますが、情報が比較的少なく、記述されている内容だけで相談者の疑問に正確に回答することは難しいものと考えられます。

　相談者の疑問の１つは、このまま神経内科での受診を続けるのが適切であるのかどうかについてです。情報量の少ない相談メールに対し、回答者はどのように回答メールを作成しているのでしょうか。

回答メールの特徴

　回答者が回答メールの中で使用した語の共起関係から、複数のカウンセラーに共通してみられる回答メールの文脈を探った結果を紹介します。

　この事例でも、相談者に対する回答者の共感的理解の姿勢が回答メールに示されていることが、分析結果から窺えます。図４－９の点線で囲まれた語のまとまりを概観すると、①は、病気の家族も悩みの１つであること、②は、復職後に部下のいない部署への配置転換となり、やる気が低下していること、③は、早く元の職場に戻りたいという願望、④は、休職に至った経緯や自殺念慮について、それぞれ受け止めたことを示す文脈

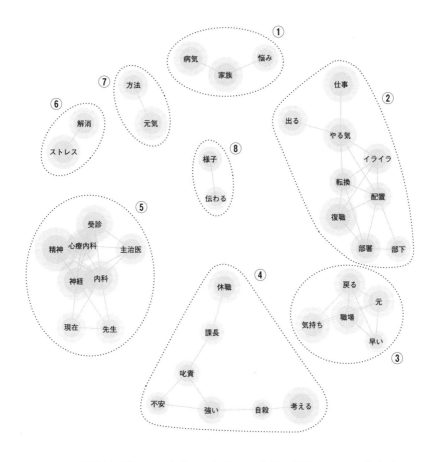

図４－９　診療科選択のアドバイスを求める事例の回答メールの共起ネットワーク分析結果

が回答メールに含まれていることを示しています。

　⑤のグループでは、診療科名や"主治医"、"受診"などの語が共起し、相談者の疑問に答える文脈が回答メールに共通して存在していることを示しています。しかし、この分析結果だけでは、具体的にどのような受診方法が勧められているのかを特定することができないため、各回答者の回答メールから該当する文脈を探し、内容を確認する必要があります。

診療科の選択

　この事例でも、紹介されている4名を含め計27名の回答者に回答メールの作成を依頼しました。図4-9のどの診療科を受診すべきかについての回答とみられる文脈を各回答メールで確認すると、現在の神経内科の主治医に、現状の説明とともに「精神科や心療内科の受診の必要性を感じている」と打ち明けることを、多くの回答者が推奨していました。

　このような回答となった理由は、2つ考えられます。1つは、メール相談の役割です。これまでに紹介した事例の解説でも述べたように、主治医の治療方針をアシストすることがメール相談の役割の1つであり、回答者は、これを念頭においているものと考えられます。2つ目は、回答者の診療科についての認識・知識の問題です。医療機関を構成する診療科は、"内科"と"外科"を基本的区分とし、両者に器官名、病態名、医学的処置名などを組み合わせた名称で標榜され、主たるものだけでも30以上に区分されます。医療従事者でない限り各診療科の特徴を正しく把握することは難しく、相談者にどの診療科を受診すべきかを的確にアドバイスすることは困難であると考えられます。とは言え、心理援助を目的としたメール相談の回答者は、精神科や心療内科などのメンタルヘルスとの関連が強い診療科の特徴を、ある程度把握しておく必要があるのではないでしょうか。

🧑 ドクター山本の回答メール

　この事例におけるドクター山本の回答メールにも、他の回答者との共通点と相違点が明確に表れています。ドクター山本の回答メールでは、第2段落から第3段落にかけて、相談者に対するいくつかの質問が記されています。相談者の説明の中で疑問を感じた点について率直に尋ねるメッセージは、多数の回答者の回答メールでも確認されました。クライエント中心療法の自己一致の原則に基づく傾聴が、ドクター山本と各回答者の回答メールに共通して行われているとみなすことができます。また、精神科や心療内科を受診する必要の有無を現在の主治医に確認するようアドバイスしている点も、両者の共通点の1つです。

　一方で、ドクター山本の相談者に対する質問の内容や第4段落の受診に関するアドバイスには、医師ならではのメッセージや表現が詰め込まれています。同じメッセージを医師ではない者が書けば、相談者に違和感を与えてしまう恐れがあります。他の事例と同様に、回答者の立場に合ったメッセージが、相談者の心に最も響くのではないでしょうか。

事例 **8** 責任感の強い相談者の過重労働

相談者：20代男性
メールタイトル：ストレスをどこまで我慢すべきか

相談メール①

1月20日　2：48
突然のメール失礼します。今、ストレスが非常に多く、悩んでいます。仕事に関して、非常に負荷がかかり、ストレスで動悸がひどく、食欲もわきません。時には、吐き気さえします。涙は出ませんが、泣きたい気持ちにもなります。夜も会議の前の晩では不安で寝つけず、お酒を飲むか、ねむくなるまで仕事をしないと眠れません。
というのも、いま私の会社は大きな変革期にありまして、私の部署がその中で大きな役割を持っています。その関係で同僚も忙しくしており、社内のプレッシャーも大きい中で、心労で、先輩社員が休職に入り、その業務が私に降りてきました。私は部署内で一番の若手なので、頼みやすいのもあったかと思いますし、上司の期待もあったかと思うのですが、元々手一杯だった中での業務増加なので、かなり精神的に追い詰められています。
幸い、嫁も同僚も理解はあるのですが、直属の上司も忙しくしており相談できず、その上の上司からのプレッシャーなのか、直属の上司は、かなり厳しい仕事の振り方が増えており、精神的・肉体的にかなり厳しいです。
自分の身を守るならば、休職なども手段だと思うのですが、自分自身がそうだったように、他の社員への負荷がかかると思うと、休職さえもストレスになる気がしています。また、業務上は、かなり厳しいとはいえ、直属の上司は人間的に好きですし、彼が忙しくしているのもわかるので、迷惑をかけてはいけないとも思っています。
ただ、このままでは自分自身が保たないと思っています。どのように判断し、どこでどのような対応するのが良いでしょうか？悩んでいます。ご回答いただければ幸いです。よろしくお願いします。

回答メール①

回答者：産業カウンセラー（50代女性、心理相談実務歴：9年、専門領域：労働・産業）
メール拝見いたしました。お辛いご様子伝わってきます。眠れずに、不安な夜をお過ごしだったのですね。このメール相談のことを思い出してくださりありがとうございます。
動悸や食欲不振があるとのこと、ぎりぎりのところで本当によく頑張っていますね。今朝はいかがですか？食事は摂れましたか？食欲がないときは果物だけでも口に入れられるといいですね。果物から酵素を補えるので胃腸の疲れが癒されます。また、身体と脳に必要な栄養を摂ることができ、少し身体が楽になり気持ちが落ち着くことと思います。奥様にお願いして、ぜひ果物を用意していただいてください。お昼時にはコンビニのカットフルーツでもよいのです。腸と脳（心）は関係が深いと本で読んだことがあり私自身が実践していることで恐縮ですが、よかったら

試してみてくださいね。

会社が変革期であなたの部署は重要な役割を担っているとのこと。やりがいも感じている中でプレッシャーとストレスが大きくなってきている状況ですね。文面からはあなたの責任感の強さと思慮深さが伝わってきます。

まずは、これ以上我慢せず、今すぐ直属の上司にあなたの今の状態を正直に伝えましょう。遠慮して相談できずにいるようですが、上司自身も厳しい状態だからこそクールダウンが必要です。あなたの思いが詰まったこのメールを読んでいただいてもいいかもしれません。上司も気づくことがあるはず…。きっと考えてくれることと思います。

並行して、同僚と「共有」することを考えてみませんか？皆さん同じようにプレッシャーがあるとしたら、一人で抱えて苦しんでいるのはあなただけではないかもしれません。仕事内容や困っていることを共有しアイデアを出し合うことは、結果的に効率や精度の向上に繋がっていきます。思いを言葉にすることはストレスの軽減にも繋がります。1日のうち少しでもそのような時間を持ちたいと提案してみてはいかがでしょうか？若手だからこそ上げられる声かもしれません。

思慮深い人は実は行動力があると言われています。あなたの上げた声によって「我慢しない」「一人で抱えない」職場になり、あなたも周囲の皆さんも生き生きと仕事をしている様子が私にはイメージできます。あなたならできると信じています。

どうか部署一丸となってこの大切な局面を乗り越えられますよう、心から応援しています。

またいつでもご連絡くださいね。

回答メール② **回答者：産業カウンセラー（50代女性、心理相談実務歴：1年、専門領域：労働・産業）**
メール拝見いたしました。

仕事で非常に多くのストレスを抱えて精神的に追い詰められ、心身ともにつらく厳しい様子が伝わってきます。

社内で大きな役割を持つ部署に所属し、プレッシャーの中、忙しくお仕事をされていてそのうえ、一番の若手ながら休職した先輩の分まで任されるようになったのですね。

あなたは上司から信頼されるお仕事ぶりで、責任感ある方なのだと思われます。

期待に応え、先輩の分も頑張ろう、とも思われたことでしょう。

そして、上司や他の社員のことまで気づかって、ご自身のことをここまで我慢してこられたのは、どんなにたいへんなストレスだったことでしょうか。

あなたはすでに十分すぎるほどストレスを我慢されたと思います。

動悸や吐き気、泣きたい気持ちになったり不安で寝付けないといった身体の症状が、そう訴えているのではありませんか。

ですので、まずは心療内科等の専門医を受診されるようお勧めします。

また、直属の上司には忙しくて相談できていないそうですが、できるならば上司に、このままではもたない、と思っているあなたの状態などを話してみませんか。

あるいは、社内の相談窓口（人事部等）に相談されてみてはいかがでしょうか。

心労で先輩社員が休職し、次にあなたにこんなにも大きな負荷をかけている業務の

状況を、会社が放置してよいはずはないでしょう。

理解ある同僚、厳しいけれど人間的には好きな直属の上司といった方々へ迷惑をかけたくないというお気持ちも大切かもしれませんが、今はまず、医師の診断を仰ぎその指示に従って、健康を取り戻されることを優先してくださいね。

20代のあなたはこれから先、まだまだ働いていかれるのですから。

１日も早くおつらい状況が改善されますよう願っています。

回答メール③

回答者：産業カウンセラー、キャリアコンサルタント、看護師（女性、心理相談実務歴：7年、専門領域：医療・保健）

メール拝見させていただきました。

仕事の負荷が原因で動悸や食欲の低下があり吐き気や泣きたい気持ちもでているようですね。とても辛いご様子の中メールをいただきありがとうございました。

睡眠も十分取れていない状況で自分自身がもたないとお考えになるのは、当然の事だと思います。もう十分頑張ってきたのですからストレスをこれ以上我慢する事はありません。

今のあなたは業務負荷で心や体に症状がでている状態だと思います。まずは医療機関に受診し心と体の不調についてご相談してみましょう。今後の対応について医療的な判断をいただける事と思います。

休職さえストレスになる気がしているとの事ですね。現在のご自身の業務効率等はいかがでしょうか。自分の普段の力が十分に発揮できていますか。今後も今のパフォーマンスのまま仕事を続けても効率的ではないように思います。上司も同僚もあなたの変化に気がついているかもしれません。尊敬できる上司や理解のある同僚ならきっとあなたの辛さをわかってくれるはずです。今の正直な気持ちをご相談してみましょう。

ご家庭でも奥様が支援して下さっている事と思います。奥様に話を聞いてもらったり、自宅にいる時は仕事から距離を置いてリラックスできるようにしてみませんか。食欲もあまりないと思いますが、好きな物を食べたり、ゆっくり入浴したりしましょう。また、お酒は飲みすぎると良い睡眠がとれませんので寝るための飲酒はしないようにして下さいね。

今の不調はきちんと治療すれば必ず良くなります。

辛い状況がずっと続くわけではないので焦らずにゆっくり休養しましょう。

また、対応にお困りな事があればいつでもご連絡下さい。

回答メール④

回答者：臨床心理士、シニア産業カウンセラー（70代女性、心理相談実務歴：12年、専門領域：医療・保健）

○○様

メール拝見いたしました。業務のご多忙の中、ご相談いただきましてまことにありがとうございます。メールのタイトルが「ストレスをどこまで我慢すべきか」となっております。会社の変革期の時に、大きな役割をもつ部署に所属していらっしゃって期待もされていての業務増加だと、社内事情は重々分かっていらっしゃるうえで、このままでは身が持たないとお考えなのですね。

今、何が必要なのか？仕事のうえではどうか？ご自身の健康を守るうえではどうか、書き出してみてください。直属の上司のかなり厳しい仕事の振り方について、本当は「無理です。厳しいです」と伝えたいお気持ちもおありなのかもしれません。ストレスは我慢するものではなく、対処するものだと思います。以下は私の考えたストレス対処です。何かのヒントになれば幸いです。

①ストレスや問題の洗い出しをし、仕事や健康の優先順位をつけていく。問題解決に当たってはスモールステップで一度に一つずつ実行していく。それら全てを見える化して（文字や図で表す）、実行可能なところから手を付けていく。

②一人で悩まず、①の結果を直属の上司にまずは相談してみる。上司はあなたも書いていらっしゃるように「できる」と思われているのかもしれません。まだ大丈夫との現状認識なのかもしれません。相談したら、あなたのお困りの姿が上司にも見えてわかってもらえる体験ができるかもしれません。仕事の分量や分担の見直しが可能かもしれません。

③産業保健スタッフがいる会社なら、産業医や保健師に相談してみる。ストレスチェックを是非受けてください。会社で受けられない状況でしたら以下のURLにアクセスして、厚労省の職業性ストレス簡易調査票をダウンロードしてみてください。
https://www.mhlw.go.jp/bunya/roudoukijun/anzeneisei12/dl/stress-check_j.doc
横浜労災病院勤労者メンタルヘルスセンターの「メンタルろうさい」を利用することもできます。下記アドレスに、件名もしくは本文に「モニター希望」と書いてメールを送ってください。無料でストレスチェックが受けられます。（パソコンからメールしてください）
mental-rosai@yokohamah.johas.go.jp

④ストレスチェックの結果が思わしくない場合、「高ストレス」と出た場合は医療の受診も考えてください。

まだまだ、お若いあなたの将来にはたくさんの可能性があると思います。良き相談者を得てストレス対処を行ってください。このメールでの相談もあなたのお力になれるかもしれません。よろしかったら、またメールをください。

回答者：臨床心理士、公認心理師（40代女性、心理相談実務歴：15年、専門領域：教育）
こんにちは。
ストレスが非常に多くお悩みの中で、こちらのメール相談にメールしていただきありがとうございました。
会社の大きな変革期の中で、大きな役割を担われており期待され頼りにされている部署であること、部署の同僚や上司までも負担が多きく、ご自身だけが休むわけにいかない状況であることが、とてもよく理解できました。
部署の中で、休職者が一人出ることで他の方の業務量が増加し、プレッシャーの上にさらなるご負担が増えることもよくわかりました。
しかしながら、ストレスで動悸がひどく、食欲もわかない、よく眠れないというところまで、もうすでに十分に我慢されてきたのではないでしょうか。
このような状況の場合は、ご自身を守るためにも、人間的に好きな上司や部署に迷

惑をかけないためにも、まずはきちんとご自身が休息をとって、ご自身の本来の力を発揮するためにも体調を整えることが大事ではないかと思いました。

また、お酒を飲むか、眠くなるまで仕事をして、無理やり寝ようとすることも長く続けられることができないかと思われますし、きちんとした休息のための睡眠をとることができません。お身体にも我慢して無理をしてきた症状が出てきてしまっているので、お忙しい中で大変かもしれませんが、専門医を受診していただくことをおすすめいたします。

また、私が関係している企業では、このような場合、休職をせざる得ない社員が増えたという状況を把握することで、人事や総務の方に部署だけでの問題ではないことを認識できる機会と捉え、そのうえで人員を増員するなどの工夫を検討していることもございます。違う会社のことで、詳しい状況はわかりませんが、産業医や健康管理部門のスタッフに相談されることで、ご自身だけでなく、部署全体に生じている問題が解決される糸口になるかもしれません。

ご自身がお辛いにも関わらず、周囲の人へ配慮もされていて、なかなか決断できない状況かもしれませんが、周囲のためにも、より早くご自身の体調を整えることをおすすめいたします。

回答メール⑥

回答者：臨床心理士、公認心理師（女性、心理相談実務歴：18年、専門領域：教育）

メール拝見いたしました。

お時間拝見するだけでもかなりお疲れの中、ご連絡をいただいたのであろうと思われます。お辛い中勇気を出して相談してくださりありがとうございます。

会社の変革期でただでさえお忙しいのに、休職された先輩のお仕事も任されていらっしゃるとのこと。おそらく、○○さんは日ごろからコミュニケーションを大切にし、明るく笑顔で周囲の方々とかかわっていらっしゃるのでしょう。上司も声をかけやすく、頼みやすい存在になっているのだと思われます。

ただ、動悸がひどく、食欲もわかないし、時には吐き気もあるとのこと。また、泣きたい気持ちになったり、寝付けない状況も続いているようです。○○さんのお身体が「無理しすぎているよ」と○○さん自身にサインを出していると思われます。眠れない状態が続くのは、集中力にも影響が出てきます。作業効率も悪くなってくる可能性も考えられます。医療機関を受診し、お薬の処方等で今のお辛い状況が楽になるかもしれません。

さらに人間的にはお好きであるとおっしゃられている直属の上司に、今の状況についてお話されるのは大切なことと思われます。今までのご勤務状況を把握されている上司だからこそ、ここで○○さんに無理をさせたくないと、業務量についての見直しなどされることと思います。

上司に先にご相談されるか、医療機関受診後、診断書を持って上司にご相談されるかは、○○さんの行動とりやすい方をまず選択されるのはいかがでしょうか。

周囲には話を聴いてくれる奥様や、同僚の方がいらっしゃるようです。今後もため込まず、お過ごしになられてくださいね。

元気な○○さんが戻ってこられることを信じております。

良かったら、またその後の様子など教えてください。お待ちしております。

回答メール⑦

回答者：臨床心理士、公認心理師、精神保健福祉士（30代男性、心理相談実務歴：6年、専門領域：教育）

拝見いたしました。お辛い状況が伝わってきます。

メールをいただいた時間を見ても、深夜遅くのことで、ご心労・ご負担も大変大きい状況ではないかとご心配申し上げます。

会社が変革期にある中、先輩社員が休職し、更に業務が増加してきたことに加え上司からの仕事の振り方も厳しいといった状況では、精神的・肉体的に追い詰められた状態になるのはある意味自然なことといえます。そのような中でよく耐えて、これまで続けてこられたことと思います。

あなたは、他の社員への負荷がかかると思うと休職さえもストレスになる気がしたり、上司にも迷惑をかけてはいけないと書かれていますが、私はそれを拝見して、とても責任感が強く真面目な方ではないかという印象を受けましたが、いかがでしょうか。

それ故、上司や会社の関係者に業務軽減のお願いをすることは現状、なかなか難しいのではないかと想像しました。そこで、まずは業務上の関係者ではなく第三者の専門家として、メンタルの専門医（心療内科医や精神科医）を早めに受診し、診断と治療を受けることをお勧めします。専門医であれば、あなたのお話を聞いて、状況に応じ適切な治療とアドバイスをしていただけると思います。そのうえで、診断書を書いてもらい、その結果を上司に報告することをお勧めいたします。

適切な診断と治療を受けることで、今の辛い症状は軽快すると思いますが、職場環境の改善も再発予防のためには必要になります。その点も含め、「会社のことは会社が組織として考えていくこと」ですので、あなたが休むことの心配をする必要はありません。ぜひ、一人で悩まれることなく専門医を受診し、適切な治療と助言を受けていただければと思います。

ドクター山本の回答メール

メール拝見しました。お辛いご様子、伝わってきます。実際に診ていないので、正確なことは言えませんが、だいたいの状況は把握できます。早めのご相談、ありがとうございます。何らかの力になれればうれしいです。

あなたも気づかれているように、仕事のストレス（具体的には、急に仕事量が増えたことなど）で、さまざまな症状（動悸や食欲低下、吐き気や不眠、飲酒量の増加など）が出ているようですね、早めのストレス対処が必要と思われます。

ところで、ストレスの原因のことをストレッサーといいますが、あなたの場合は明らかに仕事量が急に増えて、あなたの処理能力を超えてしまっているようですね。また、たとえ仕事量が増えても上司や職場の仲間のサポートが大きいと一時的なストレスは乗り越えられますが、今のあなたの職場環境では上司や仲間のサポートが得られにくいようですね。あなたは、上司や同僚も大変な状況にあることを気にして、周囲に相談できていないようですが、ここは思い切って今の自分の仕事の負担について、上司に相談することをお勧めします。あなたが倒れたら、あなただけでなく、上司も同僚も全滅になりかねません。勇気を出して、上司に今のご自身の体調について、仕事の負担度について、相談してみてください。

次にやることとして、早めにメンタルの専門医（精神科医や心療内科医）を受診することをお勧めします。あなたの場合は、身体症状がかなり出ているようなので、身体の方も診てもらえる心療内科の方がよいかもしれません。メールからの印象ですと、少し「うつ状態」にあるようにも思えます。これに対しては、素人判断ではなく、一度専門医に診てもらって、適切な診断と治療、アドバイスを求めることが必要でしょう。あなたの状態を診て、休むように言われるかもしれません、また、お薬による治療を勧められるかもしれません。ここは、主治医の意見を尊重し、そのこともきちんと上司に報告するようにしてください。ストレスによる症状ならば、適切な対応をすることで軽快します。軽い段階であれば、休まずに軽快、回復することも可能です。

焦らないこと、あきらめないこと、そして上司にきちんと相談し、専門医を受診することも約束してください。これらのことをすることで、以前の元気なあなたに回復することができます。受診の結果をまたご報告してください。

📚 事例解説

責任感の強さと健康の維持

責任感の強さや人の良さから、自分自身の体調よりも仕事を優先している相談者の事例です。相談メールにおいて、精神的負荷だけでなく身体的なストレス反応も訴えられており、重症化する前に現状を変化させることが必要であると考えられます。相談者は、組織の一員として役割を全うしたいという責任感を強く持つ一方で、このままでは自身の健康が阻害されることも自覚しています。相談メールの末尾で具体的対処方法・行動の提案が強く求められており、これに答えることがこの事例の回答メール作成方針の基本となると考えられます。

回答メールの特徴

ここでは、27名の回答者によって作成された回答メールに含まれる語の共起関係から、回答者が提案する対処がどのようなものであったのかを示します。

図4-10の点線で囲まれたグループに含まれる語を見ると、①〜③のグループでは、相談者の仕事の状況や体調に関する語が各グループを形成していることを読み取ることができます。これまでに紹介した事例と同様に、相談者の苦境を共感的に受け止める文脈が回答メールに含まれているものと考えられます。

相談者が求める具体的対処方法・行動の提案に対する回答と考えられる文脈は、④と⑤のグループに示されています。④のグループでは、"状況"、"上司"、"同僚"、"相談"などの語が共起し、上司や同僚への相談を回答者が推奨しているものと推察されます。一方、⑤のグループでは、"専門医"、"心療内科"、"受診"、"勧める"などの語が共起し、医療機関の受診勧奨が回答メールの中で行われている様子が窺えます。各回答者の回答メールを実際に確認すると、上司・同僚への相談と医療機関の受診の両方を提案している回答メールが主流ですが、両者の優先順位は回答者によって様々です。

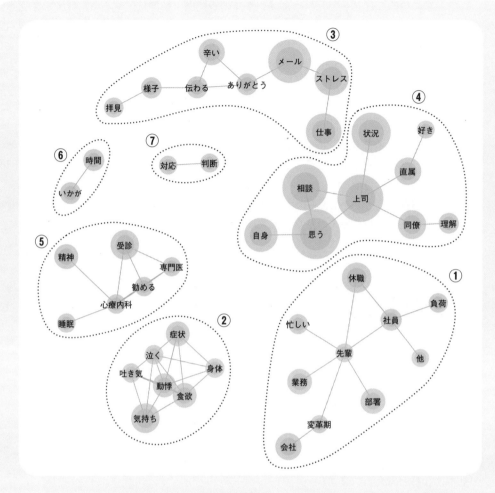

図4－10　過重労働に関する事例の回答メールの共起ネットワーク分析結果

回答者の個性

　これまでに紹介した事例の解説でも、回答者の背景を回答メールに活かすことの必要性を示しましたが、この事例では、回答者の専門領域と回答メールで使用される語の関係についての分析結果を紹介します。

　心理職の主な専門領域は、"医療・保健"、"教育"、"労働・産業"、"福祉"、"司法・法務"などに分けられますが、この事例の回答者を専門領域ごとにグループ化し、複数の回答者が存在した"医療・保健"、"教育"、"労働・産業"の3つの専門領域間で、回答メールの中で使用される語を比較しています。図4－11の専門領域名が記された3つの四角で囲まれたエリアには、"上司"、"相談"、"受診"など、専門領域に関わらず共通して使用される傾向にある語が並んでいます。一方、3つの四角の各々から図の外側方向に伸びた枝の先に示された語は、それぞれの専門領域で特徴的に使用される傾向にある語であることを示しています。

この事例の相談内容に最も専門性が近いと考えられる "労働・産業" を専門とする回答者の回答メールでは、"同僚"、"迷惑" など、職場内での人間関係につながる語が抽出されており、この領域の回答者が、他の専門領域の回答者以上に問題解決のための資源を職場内に求めた可能性が窺えます。もちろん、相談者の職場内には対処資源が枯渇していると見立てた回答者は受診勧奨を重視し、対処資源があると見立てた回答者は上司等への相談を推奨していると推察されます。

"医療・保健" を専門とする回答者の回答メールでは、"睡眠" や "食欲" が特徴的に使用され、相談者の健康状態に着目するとともに、"直属" が抽出されていることから上司への相談も対処手段として提案されている可能性があると考えられます。"労働・産業" を専門とする回答者の場合と同様に、相談者の睡眠状況や食欲の深刻さをどのように見立てるかによって、受診勧奨を優先するか職場内資源の活用を推奨するかの判断が分かれることでしょう。

この事例の相談内容とは専門性が異なる "教育" 領域の回答者では、"社員" や "部署"

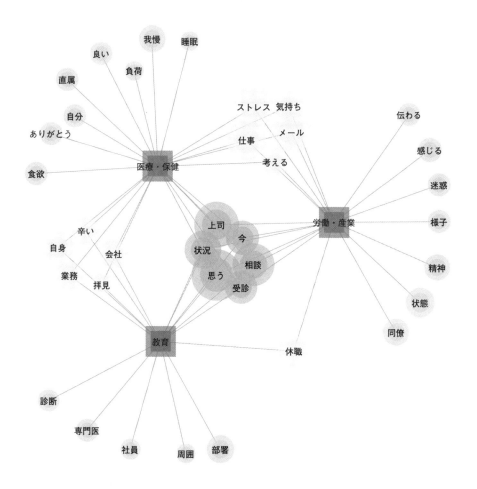

図4－11 回答者の専門領域と回答メールで使用されている語の関係

4
章
テキストマイニングによる
回答メールの特徴分析

の職場に関する語と“専門医”や“診断”という医療的支援に関する語が混在しています。専門領域が相談内容と離れている分、他の領域の専門家と比べニュートラルな視点で相談者が求める具体的対処方法・行動を検討することができる可能性があります。この領域を専門とする回答メール⑥の回答者は、医療機関の受診と上司への相談の２つを対処方法の選択肢として示し、相談者にとってハードルの低い順序で両方を実行することを提案しています。一見、専門ではない領域の相談への対応は難しいように考えられますが、専門性が高くないからこそできる提案もあるのではないでしょうか。

ドクター山本の回答メール

　相談者に問題への対処を提案するために注目する材料は、回答者の背景によって異なっていると考えられますが、心療内科医であるドクター山本は、この事例において何に注目したのでしょうか。

　ドクター山本は、回答メール冒頭のあいさつに続く第２段落で、相談者の身体的ストレス反応への対処の必要性を指摘しています。また、第３段落では身体症状の強さを指摘しており、医師として相談者の症状に注目していることが分かります。

　しかしながら、早急な受診勧奨を強調するのではなく受診の前に上司への相談を勧めているのは、相談者の健康状態が緊急的な対処を要するほど悪化してはいないと見立てていることが理由ではないかと推察されます。このような見立ては、ドクター山本の長年に渡るメール相談の経験に基づくものであり、他者が軽々に真似ることは困難です。相談メールに記された情報から相談者の心身の健康状態が重篤ではないと判断するための根拠をつかむことができない場合や、問題解決のために相談者が実行可能で効果的な対処を示すことが難しい場合には、不調を訴える相談者に対して受診勧奨を行うことを、メール相談の回答者は常に視野に入れておく必要があるのではないでしょうか。

　ドクター山本が上司への相談を先に行うよう勧めるもう１つの理由は、相談者の気兼ねや遠慮が原因で、相談者から上司への相談ができていないためであると推察されます。上司がパワハラを繰り返しているような状況であれば、その上司に対して相談者が業務量調整の相談をしても返って状況を悪化させることになりかねません。しかし、この事例では相談者から見た直属の上司は、信頼できる人物です。直属の上司という職場内の対処資源の利用によって状況が改善に向かう可能性は高く、総合的判断として、ドクター山本は医療機関の受診よりも先に上司への相談を推奨したのではないでしょうか。

3. "回答者複数制" メール相談の意義

　この章では、メール相談の8つの事例を題材とし、相談者から送信された1通の相談メールに対する複数の回答者（カウンセラー）によって作成された回答メールを実験的に比較しました。テキストマイニングを用いて回答メールを機械的に分析することによって、カウンセリング内容の分析に人間の主観が入る余地を縮減することができました。

　分析結果の客観性の高さは、分析対象となる回答メールのサンプル数が多く揃うことによっても後押しされますが、これに貢献しているのがメール相談の非同期性です。対面カウンセリングや電話相談のような同期的手段では困難な複数の回答者による相談者への応答によって、この章の試みが成立しています。

相談者にとっての価値

　回答者が複数存在することは、この章で行われているような実験的試みにとってだけではなく、実際のカウンセリング場面でも相談者にとって有益なのではないでしょうか。本書の執筆時点で、"回答者複数制" メール相談の相談者にとっての効果の有意性は示されていません。しかし、とりわけソーシャルサポートを得ることが難しい状況にある相談者であれば、寄り添ってもらうことができる味方が増えたことを実感し、抱えている問題への対処に自信を持って臨むことが期待できると考えられます。また、カウンセリングの際にしばしば生じる相談者とカウンセラーのミスマッチを減らすことにも、"回答者複数制" が貢献するのではないでしょうか。

回答者にとっての価値

　カウンセリングにおいて、相談者にとって価値のあることは、同時に回答者にとっても価値があると考えられます。対面カウンセリングとはサポート方針の決定のために用いることができる情報の種類が異なり、実行可能なサポートにも制約があるメール相談では、回答者が自らのバックグラウンドに基づくサポート方法のアイデアを文字として形にすることが求められます。アイデアの創出を一人の回答者に委ねることで、時に回答者にとっての大きなプレッシャーとなることが予想されます。複数の回答者がチームとしてアイデアを示し、その中から相談者が主導的にアイデアを選択することができるメール相談であれば、相談者だけではなく、回答者にとっても価値の高い心理援助となるのではないでしょうか。

メール相談の回答者の姿勢

　相談メールに記された相談者の訴えの中でメール相談の回答者が注意を向けるポイントは、回答者の背景によって異なると考えられます。背景の違いは、相談者に対するアドバイス（提案される対処）に色濃く反映されます。回答者の背景を活かしたアドバイスが記された回答メールは、回答者が相談者の悩みと全力で向き合い、苦しむ相談者を共感的に受け止めた証です。回答者自身が各々の背景に自信を持って相談者をサポートすることこそが、相談者のメンタルヘルス

の回復にとって最も重要なのではないでしょうか。一方で、自身とは異なる背景を持った回答者がどのように相談者と向き合うのかを知ることは、メール相談における回答の引出しを増やし、回答者のスキルを向上させると考えられます。自身の背景に自信を持つと同時に、異なる専門性を持つ回答者の返信から様々なことを吸収し、学ぼうとする姿勢を持ち続けることが、メール相談に助けを求める相談者を笑顔にすることにつながるのではないでしょうか。

エビデンスに基づくメール相談

　臨床心理学領域の長い歴史の中では、数々の対面の心理援助技法が確立され、各々の奏効メカニズムに関するエビデンス（科学的根拠）が蓄積されてきました。一方、心理援助の媒体として電子メールが利用されるようになったのはインターネットの普及後であり、現段階では対面の心理援助のような十分なエビデンスが得られていません。それでも、既存のメール相談の事例から奏功機序を科学的に探究する姿勢は、メール相談に関わるすべての人が持つべき姿勢なのではないでしょうか。この章で紹介されているテキストマイニングによる回答メールの分析も、メール相談の奏功機序に関するエビデンスを積み上げる作業の1つです。

　メール相談を志すカウンセラーの養成も、科学的根拠に基づく教育プログラムと実践的トレーニングによって構成される必要があります。メール相談の奏功機序に関する科学的な知識を学び、それを実践することができるカウンセラーが一人でも多く活躍されることを願うばかりです。

　この章では、各事例の相談メールに対する複数の回答者（カウンセラー）によって作成された回答メールが紹介されています。回答メール作成者の皆さんは、ドクター山本が講師を務める「メール相談メンタルサポーター養成講座」を修了されました。この講座を主催する公益財団法人パブリックヘルスリサーチセンターストレス科学研究所（以下、PHRF）では、メール相談に関する「学術研究」、「カウンセラー養成」、「カウンセリング」のすべてが実践されています（図4－12）。

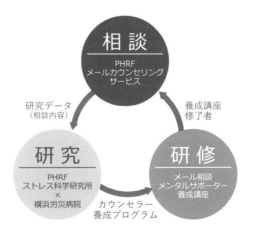

図4－12　PHRFのメール相談への取り組み

学術研究

　PHRFとドクター山本が在籍する独立行政法人労働者健康安全機構横浜労災病院は、メール相談に関する共同研究に取り組んでいます。「PHRFメールカウンセリングサービス」や横浜労災病院における「勤労者心のメール相談」に寄せられた数々の相談とそれに対する対応を科学的に分析し、少しでも効果的なメール相談を学術的に探究し続けています。

　この章では、メール相談における回答メールに含まれる要素を解説しました。カウンセラーの立場に関わらず共通する要素と、カウンセラーの個性が発揮される要素がありますが、これらは学術研究の成果の一端です。

メール相談メンタルサポーター養成講座

　PHRFが主催するメール相談の回答者（カウンセラー）養成を目的とした講座です。家庭や企業、学校、ボランティアなど、様々な場において心の悩みの相談手段としてメールの活用を検討される方を対象とした初級講座と、メンタルヘルスカウンセリングの実践手段としてメール相談の利用を目指す方を対象とした中級講座が設定されています。中級講座では、ドクター山本に加え、PHRF研究員による研究成果の解説が展開されます。また、講座後の実践的課題への取り組みによって、ドクター山本が築いてきたメール相談のノウハウが受講者の皆さんに提供されています。

　中級講座の修了が、「PHRFメールカウンセリングサービス」のメンタルサポーター（カウンセラー）登録要件とされています。

PHRFメールカウンセリングサービス

　PHRFが展開する有料のメール相談サービスです。オンラインカウンセリングにおけるカウンセラー選択は、サービス利用者がカウンセラーのプロフィールをWeb上で確認し指名する場合と、相談内容や利用者の属性等に基づき最適なカウンセラーが推薦される場合の2つのパターンが一般的です。一方、PHRFメールカウンセリングサービスでは、利用者が送信した最初の相談メールに対して、複数のカウンセラーから返信が届きます。サービス利用者は、カウンセラーのプロフィールとともに返信を確認してから、自身のカウンセリングを担当するカウンセラーを決定することができます。

　複数のカウンセラーからの返信に共通して含まれるアドバイスは、重点的に取り組むべき対処として利用者に認識されると考えられます。また、カウンセラーの個性がにじみ出たアドバイスは、多様な考え方の存在を利用者に認識させ、視野を広げる効果が期待できるのではないでしょうか。

［引用文献］

朝日新聞（2020）．（社説）緊急事態の全面解除　教訓くみとり「次」に備えよ，朝日新聞，5月26日電子版.
〈https://www.asahi.com/articles/DA3S14489310.html?iref=pc_rensai_long_16_article〉（2020年7月1日）

樋口 耕一（2020）．社会調査のための計量テキスト分析―内容分析の継承と発展を目指して―第2版．ナカニシヤ出版.

産経新聞（2020）．【主張】緊急事態全て解除　次の波への備えを急げ　対応検証し新たな戦略を示せ，産経新聞，5月26日電子版.
〈https://www.sankei.com/column/news/200526/clm2005260001-n1.html〉（2020年7月1日）

島 悟・佐藤 惠美（2002）．相談活動におけるツールの比較，第9回日本産業精神保健学会総会一般演題B3．東京女子医科大学.

山本 晴義・横内 爾生・李 健賓・杉山 匡（2019）．メール相談によるメンタルヘルス不調の回復機序モデルの立案　―「勤労者こころのメール相談」のメール内容の質的分析より―，日本職業・災害医学会会誌67(2)，159-166.

巻末資料

相談先一覧など

主な事業場外資源の連絡先

●勤労者メール相談
ストレスや悩みに関する相談をメールで受付けています。

mental-tel@yokohamah.johas.go.jp

●独立行政法人労働者健康安全機構
勤労者医療を推進し、働く人の健康と安全をサポートします。

http://www.johas.go.jp

●労災病院（勤労者メンタルヘルスセンター）
労災・職業性疾病（一部メンタルヘルスも含む）の治療や職場復帰といった専門的な医療を提供。

施設名	勤労者メンタルヘルスセンター	TEL	施設名	勤労者メンタルヘルスセンター	TEL
北海道中央労災病院		0126-22-1300	神戸労災病院		078-231-5901
釧路労災病院	○	0154-22-7191	和歌山労災病院		073-451-3181
青森労災病院	○	0178-33-1551	山陰労災病院	○	0859-33-8181
東北労災病院	○	022-275-1111	岡山労災病院		086-262-0131
秋田労災病院		0186-52-3131	中国労災病院	○	0823-72-7171
福島労災病院	○	0246-26-1111	山口労災病院	○	0836-83-2881
千葉労災病院		0436-74-1111	香川労災病院	○	0877-23-3111
東京労災病院		03-3742-7301	愛媛労災病院		0897-33-6191
関東労災病院	○	044-411-3131	九州労災病院	○	093-471-1121
横浜労災病院	○	045-474-8111	九州労災病院 門司メディカルセンター		093-331-3461
新潟労災病院		025-543-3123			
富山労災病院		0765-22-1280	長崎労災病院		0956-49-2191
浜松労災病院		053-462-1211	熊本労災病院		0965-33-4151
中部労災病院	○	052-652-5511	吉備高原医療 リハビリテーションセンター		0866-56-7141
旭労災病院		0561-54-3131			
大阪労災病院		072-252-3561	総合せき損センター		0948-24-7500
関西労災病院	○	06-6416-1221	北海道せき損センター		0126-63-2151

●産業保健総合支援センター
全国に展開し、企業の産業保健活動を支援します。

センター名	TEL	センター名	TEL
北海道産業保健総合支援センター	011-242-7701	滋賀産業保健総合支援センター	077-510-0770
青森産業保健総合支援センター	017-731-3661	京都産業保健総合支援センター	075-212-2600

岩手産業保健総合支援センター	019-621-5366	大阪産業保健総合支援センター	06-6944-1191
宮城産業保健総合支援センター	022-267-4229	兵庫産業保健総合支援センター	078-230-0283
秋田産業保健総合支援センター	018-884-7771	奈良産業保健総合支援センター	0742-25-3100
山形産業保健総合支援センター	023-624-5188	和歌山産業保健総合支援センター	073-421-8990
福島産業保健総合支援センター	024-526-0526	鳥取産業保健総合支援センター	0857-25-3431
茨城産業保健総合支援センター	029-300-1221	島根産業保健総合支援センター	0852-59-5801
栃木産業保健総合支援センター	028-643-0685	岡山産業保健総合支援センター	086-212-1222
群馬産業保健総合支援センター	027-233-0026	広島産業保健総合支援センター	082-224-1361
埼玉産業保健総合支援センター	048-829-2661	山口産業保健総合支援センター	083-933-0105
千葉産業保健総合支援センター	043-202-3639	徳島産業保健総合支援センター	088-656-0330
東京産業保健総合支援センター	03-5211-4480	香川産業保健総合支援センター	087-813-1316
神奈川産業保健総合支援センター	045-410-1160	愛媛産業保健総合支援センター	089-915-1911
新潟産業保健総合支援センター	025-227-4411	高知産業保健総合支援センター	088-826-6155
富山産業保健総合支援センター	076-444-6866	福岡産業保健総合支援センター	092-414-5264
石川産業保健総合支援センター	076-265-3888	佐賀産業保健総合支援センター	0952-41-1888
福井産業保健総合支援センター	0776-27-6395	長崎産業保健総合支援センター	095-865-7797
山梨産業保健総合支援センター	055-220-7020	熊本産業保健総合支援センター	096-353-5480
長野産業保健総合支援センター	026-225-8533	大分産業保健総合支援センター	097-573-8070
岐阜産業保健総合支援センター	058-263-2311	宮崎産業保健総合支援センター	0985-62-2511
静岡産業保健総合支援センター	054-205-0111	鹿児島産業保健総合支援センター	099-252-8002
愛知産業保健総合支援センター	052-950-5375	沖縄産業保健総合支援センター	098-859-6175
三重産業保健総合支援センター	059-213-0711		

●精神保健福祉センター

各都道府県に設置され、相談受付や調査研究、教育研修を行っています。

センター名	TEL	センター名	TEL
北海道立精神保健福祉センター	011-864-7121	宮城県精神保健福祉センター	0229-23-0021
札幌こころのセンター（札幌市精神保健福祉センター）	011-622-0556	仙台市精神保健福祉総合センター	022-265-2191
		秋田県精神保健福祉センター	018-831-3946
青森県立精神保健福祉センター	017-787-3951	山形県精神保健福祉センター	023-624-1217
岩手県精神保健福祉センター	019-629-9617	福島県精神保健福祉センター	024-535-3556
関東・甲信越ブロック			
茨城県精神保健福祉センター	029-243-2870	東京都立多摩総合精神保健福祉センター	042-376-1111
栃木県精神保健福祉センター	028-673-8785	川崎市精神保健福祉センター	044-200-3195
群馬県こころの健康センター	027-263-1166	神奈川県精神保健福祉センター	045-821-8822
埼玉県立精神保健福祉センター	048-723-3333	横浜市こころの健康相談センター	045-671-4455
さいたま市こころの健康センター	048-762-8548	相模原市精神保健福祉センター	042-769-9818
千葉県精神保健福祉センター	043-263-3891	新潟県精神保健福祉センター	025-280-0111
千葉市こころの健康センター	043-204-1582	新潟市こころの健康センター	025-232-5560

東京都立精神保健福祉センター	03-3844-2212	山梨県立精神保健福祉センター	055-254-8644
東京都立中部総合精神保健福祉センター	03-3302-7575	長野県精神保健福祉センター	026-227-1810

中部・近畿ブロック

岐阜県精神保健福祉センター	058-231-9724	福井県精神保健福祉センター	0776-24-5135
静岡県精神保健福祉センター	054-286-9245	京都府精神保健福祉総合センター	075-641-1810
静岡市こころの健康センター	054-262-3011	京都市こころの健康増進センター	075-314-0355
浜松市精神保健福祉センター	053-457-2709	大阪府こころの健康総合センター	06-6691-2811
愛知県精神保健福祉センター	052-962-5377	大阪市こころの健康センター	06-6923-0936
名古屋市精神保健福祉センター	052-483-2095	堺市こころの健康センター	072-245-9192
三重県こころの健康センター	059-223-5241	兵庫県立精神保健福祉センター	078-252-4980
滋賀県立精神保健福祉センター	077-567-5010	神戸市精神保健福祉健康センター	078-371-1900
富山県心の健康センター	076-428-1511	奈良県精神保健福祉センター	0744-47-2251
石川県こころの健康センター	076-238-5761	和歌山県精神保健福祉センター	073-435-5194

中国・四国ブロック

鳥取県立精神保健福祉センター	0857-21-3031	山口県精神保健福祉センター	083-902-2672
島根県立心と体の相談センター	0852-32-5905	徳島県精神保健福祉センター	088-625-0610
岡山県精神保健福祉センター	086-201-0850	香川県精神保健福祉センター	087-804-5565
岡山市こころの健康センター	086-803-1273	愛媛県心と体の健康センター	089-911-3880
広島県立総合精神保健福祉センター	082-884-1051	高知県立精神保健福祉センター	088-821-4966
広島市精神保健福祉センター	082-245-7746		

九州ブロック

福岡県精神保健福祉センター	092-582-7500	熊本市こころの健康センター	096-362-8100
北九州市立精神保健福祉センター	093-522-8729	大分県精神保健福祉センター	097-541-5276
福岡市精神保健福祉センター	092-737-8825	宮崎県精神保健福祉センター	0985-27-5663
佐賀県精神保健福祉センター	0952-73-5060	鹿児島県精神保健福祉センター	099-218-4755
長崎こども・女性・障害者支援センター	095-844-5132	沖縄県立総合精神保健福祉センター	098-888-1443
熊本県精神保健福祉センター	096-386-1255		

●こころの耳

心の不調に悩む労働者やその手助けをする方のための情報提供サイト

働く人のメンタルヘルス・ポータルサイト　http://kokoro.mhlw.go.jp

※詳細はP.101-102

編 者 あ と が き

　メール相談を科学する———臨床家ではない私が最も重視するのが、"科学的根拠" です。無数の研究成果が蓄積された対面カウンセリングと同じように、効果的で再現性のある相談技法をメール相談でも見出したい。この目標に向かうプロセスの1つとして、私はこの本の編集に取り組みました。しかし、編集を通じて、「科学的根拠だけでメールカウンセリングやメール相談のエッセンスを語ることはできない」と感じるようになりました。

　横浜労災病院でメール相談が開始された2000年当時は、オンラインでの相談技法に関するマニュアルやガイドラインは存在せず、ドクター山本は手探りで適切な相談手法を模索したことでしょう。以来20年間、ドクター山本の模索は続き、現在の "ドクター山本流メール相談" が確立されました。経験則に基づく相談手法に対しては、科学性を重視する立場からは批判的な見方をせざるを得ないことは事実です。しかし、科学的なマニュアルやガイドラインを用意するだけでは、メール相談における効果的支援は実現できないと考えています。

　メール相談では、対面カウンセリングのような相槌やボディーランゲージが使用できず、沈黙の時間も存在しません。一方で、メール相談には文字として記されることのない "行間" が存在します。この本で紹介されたメール相談の事例におけるドクター山本の回答メールには、至ってシンプルな言葉が用いられています。一見、「これだけで良いの？」と感じられる回答メールも存在するのですが、行間には溢れるほどの相談者に対する思いが詰め込まれています。現時点では、メール相談における行間の価値に科学的根拠を見出すことはできていません。しかし、文字のみが相談者と援助者をつなぐ媒体であるメール相談では、援助者の人柄や生き様が回答メールの行間に色濃く表れ、それが文字として記された文章と同様に援助の効果を左右するのではないかと考えています。

　心療内科医としての診療業務の他に多数の講演会・学会活動を抱えるドクター山本の姿を、私は様々な場で拝見してきました。エネルギーに満ち溢れた講演は、常に聴衆を惹きつけます。日常的な会話やメールのやり取りの中にも、ドクター山本のポジティブな人柄が感じられます。とりわけ、メール相談への取り組みについて語るドクター山本の生き生きとした表情は、編集作業に行き詰まり苦悩する私の気持ちをも前向きにさせました。"相談者のお役に立ちたい" という強い信念が、心療内科医・ドクター山本の快活な人柄を形成し、

それが回答メールの行間を通じて相談者に伝わるのではないでしょうか。

　こうした仮説やメール相談の効果をデータから検証し、相談技法の普遍性・再現性を追求することを、この本の４章を執筆した私自身は目指しています。一方で、相談者や事例の個別性を重視し、メールに記述された内容から相談者個々の困り感を解釈し、最適なアドバイスを検討するアプローチも存在します。１、２章を執筆した李は、このアプローチを得意としています。著者の目指す方向性の違いをふまえ、改めて各章の解説をお読みになると、初読の際とは違った印象をお持ちになるかもしれません。

　普遍性と個別性、２種類のアプローチが重視する点の差異は、これまでに様々な場面で学術的対立を生んできました。私と李の間でも、目指す方向性の違いから激しい意見の対立が度々繰り返されました。しかし、この対立を和らげたのはドクター山本でした。具体的な仲裁案が示されるわけではありませんが、意見の対立原因にばかり向いていた私の注意が、ドクター山本とのメールのやり取りの間に、いつの間にか今取り組むべき課題に移動したのです。

　この本の３名の著者は、バックグラウンドこそ大きく異なりますが、立場や意見の違いを乗り越え、「メール相談によって一人でも多くの人が幸福になってほしい」と願う気持ちで結束しています。メール相談・メールカウンセリングのエッセンス探求に対する各著者の熱意や信念が、読者の皆様に伝わっていることを期待しております。

　さて、この本の編集に際しては、多くの方々にご協力をいただきました。１章で紹介された2017年の横浜労災病院におけるメール相談の利用状況を示すデータは、齋藤真理子様（元横浜労災病院・臨床心理士）におまとめいただき、メール相談に関する研究グループのメンバーとして横内彌生様（カウンセリングルーム薫風堂・臨床心理士）にも企画段階でご協力をいただきました。また、「こころの耳」に関する情報掲載には、一般社団法人日本産業カウンセラー協会こころの耳運営事務局の石見忠士事務局長にお力添えをいただきました。そして、４章では、公益財団法人パブリックヘルスリサーチセンターストレス科学研究所が主催するメール相談メンタルサポーター養成講座（中級）を修了された42名の皆様に、回答メールを作成していただきました。ご協力いただいた皆様とこの本を最後までお読みいただいた皆様に、著者一同、心より感謝申し上げます。

2020年11月　　編集・執筆　杉山　匡

【著者プロフィール】

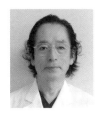

監修・執筆

山本晴義（やまもと　はるよし）

横浜労災病院勤労者メンタルヘルスセンター長、埼玉学園大学客員教授

1972年東北大学医学部卒業後、岩手県立病院で内科・精神科の研修を終え、1976年東北大学心療内科助手、呉羽総合病院心療内科部長、梅田病院院長を経て、1991年横浜労災病院心療内科部長、1998年より現職。

資格：医学博士（東北大学「絶食療法の脳波学的研究」）、日本医師会認定産業医、日本職業災害医学会認定労災補償指導医、日本内科学会認定内科医、日本心身医学会認定専門医・指導医、日本精神神経学会認定専門医、日本温泉気候物理医学会認定温泉療法医など。2018年には緑十字賞を受賞。

著書として、「ストレスチェック完全攻略」（日本医事新報社）、「心の回復6つの習慣」（集英社）、「ストレス一日決算主義」（NHK出版）などがある。

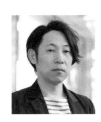

編集・執筆

杉山　匡（すぎやま　ただし）

公益財団法人パブリックヘルスリサーチセンター ストレス科学研究所研究員・運営委員、文教大学人間科学部心理学科非常勤講師

早稲田大学大学院人間科学研究科人間科学専攻修士課程修了。同志社大学大学院文学研究科心理学専攻博士後期課程単位取得満期退学。専門領域は、健康心理学、実験心理学。著書として、「健康心理学事典（分担執筆）」（丸善出版）、「ストレス科学事典（分担執筆）」（実務教育出版）などがある。

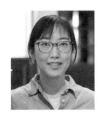

執　筆

李　健實（い　こんしる）

公益財団法人パブリックヘルスリサーチセンター ストレス科学研究所研究員

東京大学大学院教育学研究科臨床心理学コース博士課程単位取得退学。公認心理師、臨床心理士、産業カウンセラー。現在、研究とともに、外資系企業で心理カウンセラーとして心理臨床実践に関わっている。その他、留学生支援、EAP機関での韓国語対応カウンセリング、SNS相談員として教育・福祉・産業領域の相談への対応経験などがある。

ドクター山本のメール相談事例集 Part2
メールカウンセリング エッセンス

令和2年11月20日　初版発行

著　者：山本晴義・杉山 匡・李 健實
発行者：藤澤　直明
発行所：労働調査会
　　　　〒170-0004 東京都豊島区北大塚2-4-5
　　　　TEL　03-3915-6401
　　　　FAX　03-3918-8618
　　　　http//www.chosakai.co.jp/

©Haruyoshi Yamamoto, Tadashi Sugiyama, Geonsil Lee 2020
ISBN978-4-86319-801-2 C2036